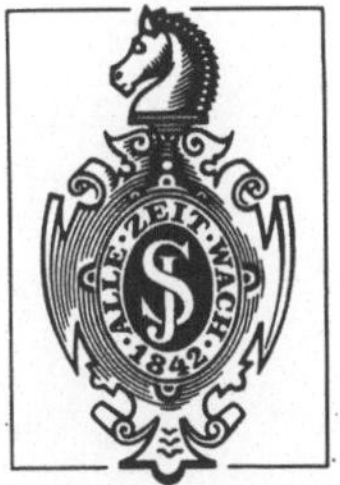

Uwe Lorenz

Antepartale Lungenreifebestimmung durch Fruchtwasseranalyse

Mit einem Geleitwort von F. Kubli

Mit 46 Abbildungen

Springer-Verlag
Berlin Heidelberg New York 1982

Priv.-Doz. Dr. med. UWE LORENZ
Oberarzt der Universitäts-Frauenklinik
Voßstraße 9, 6900 Heidelberg

ISBN-13: 978-3-540-11088-0   e-ISBN-13: 978-3-642-68292-6
DOI:10/1007/978-3-642-68292-6

CIP-Kurztitelaufnahme der Deutschen Bibliothek
Lorenz, Uwe:
Antepartale Lungenreifebestimmung durch Fruchtwasseranalyse / Uwe Lorenz. –
Berlin ; Heidelberg ; New York : Springer. 1982.

Offsetdruck und Bindearbeiten: Beltz Offsetdruck, Hemsbach/Bergstr.
2121-3130/543210

Geleitwort

Reif oder unreif – nach wie vor ist die Antwort auf diese Frage weitgehend identisch mit der Antwort auf die Frage nach dem peripartalen kindlichen Risiko, vom neonatalen Tod bis zur bleibenden zerebralen Schädigung. Allerdings ist Unreife häufig eine Folge von Schwangerschaftspathologie, welche die intrauterine Existenz des Kindes bedroht. Über die Hälfte der Frühgeburten sind mit komplizierten Schwangerschaften assoziiert; etwa 30% sind Folge aktiver geburtshilflicher Maßnahmen, um den Fetus einem ungünstigen intrauterinen Milieu zu entziehen. RUSH, RW et al (1976) Contribution of Preterm Delivery to Perinatal Mortality. Br Med J 2:965ff.

Die Entwicklung der fetalen Lungenreifebestimmung aus dem Fruchtwasser durch Gluck zu Beginn der 70er Jahre gehört zu den entscheidenden Fortschritten der modernen Geburtshilfe. Schwierige geburtshilfliche Entscheidungen können damit auf einer durch die individuelle kindliche Prognose bestimmten rationalen Basis getroffen werden.

Die Möglichkeit der Induktion der fetalen Lungenreife durch Kortikoide hat die praktische Bedeutung der Lungenreifebestimmung bisher nur wenig vermindert, da theoretisch mögliche und praktisch bekannte Nebenwirkungen nach einer möglichst klaren und eindeutigen Induktion für die Gabe von Kortikoiden in der Spätschwangerschaft verlangen.

Herr PD Dr. med. U. LORENZ ist ein hervorragender Kenner der Materie. Die vorliegende Monographie basiert auf der langjährigen wissenschaftlichen und praktischen Erfahrung des Autors, und sie orientiert daher nicht nur umfassend und in übersichtlicher Weise über den gegenwärtigen Wissensstand, sondern bietet auch und vor allem Entscheidungs- und Arbeitshilfen für die Praxis.

Das Buch verdient einen weiten Leserkreis.

Heidelberg, August 1981   Prof. Dr. med. F. KUBLI

Inhaltsverzeichnis

1 Einleitung

Zu den ungelösten Problemen der Perinatalmedizin unserer Tage gehört die Verbesserung der Überlebenschancen untergewichtiger Kinder. Während verbesserte Schwangerenvorsorge und Intensivüberwachung sub partu mit Hilfe von direkter fetaler Kardiotokographie und intermittierender Analyse des Säure-Basen-Haushalts die Möglichkeit eröffnet haben, Sauerstoffmangelzustände des Feten zuverlässig zu erkennen und entsprechend zu intervenieren, sind unsere therapeutischen Möglichkeiten zur Vermeidung der Frühgeburt nach wie vor außerordentlich limitiert. Auch der abundante Einsatz von Tokolytika (betasympathikomimetischen Substanzen) hat bisher zu keiner wesentlichen Senkung der Frühgeburtlichkeit geführt [157]. Die Rate frühgeborener Kinder ($< 37 + 0$ Schwangerschaftswochen (SSW) bzw. weniger als 259 vollendete Schwangerschaftstage bzw. weniger als 2500 g Geburtsgewicht) liegt auch heute noch bei 6–8% [63, 193]. Diese frühgeborenen bzw. untergewichtigen Kinder sind nach wie vor mit einer hohen Mortalität belastet. So sank die Mortalität von Kindern ≤ 1500 g zwischen 1960 und 1977 von 60% auf 30% [48, 150], wobei die Mortalität in Zentren mit neonataler Intensivüberwachung und -therapie um 10–15% niedriger ist als im Landesdurchschnitt. In einer Aufstellung für das Jahr 1974 zeigt Fitzhardinge [150] eine Mortalität bei Kindern ≤ 1500 g von 34%, bei Geburtsgewicht ≤ 1000 g von 49% und für die Gewichtsklasse 1000–1500 g von 24%, darunter ein Drittel Small-for-date-Kinder; insgesamt 95% der Kinder mußten mechanisch beatmet werden [150].

Angesichts der heute erreichbaren perinatalen Mortalität eines optimal geführten geburtshilflichen Gesamtkollektivs von ca. 1% wird offensichtlich, daß eine Senkung der Mortalitätsrate neugeborener Kinder nur zu erreichen ist durch
1) Verringerung der Zahl von Frühgeburten,
2) Verbesserung der neonatalen Intensivbehandlung (Beatmung, Infektionsbekämpfung),
3) Verhinderung des Atemnotsyndroms des Neugeborenen durch antepartale medikamentöse Behandlung über die Mutter.

Nicht vermeidbaren (z.B. angeborenen, nicht mit dem Leben vereinbaren Mißbildungen) Todesursachen stehen *unreifebedingte* Erkrankungen gegenüber, unter denen das idiopathische Atemnotsyndrom (ANS, RDS = respiratory distress syndrome) des Neugeborenen die zentrale Stellung einnimmt. Zwischen

RDS-Inzidenz und Gestationsalter besteht nach Farrell und Avery [59] ein zwingender Zusammenhang (Abb. 1). Die RDS-Frequenz beträgt in der 29. Woche etwa 60%, in der 31. Woche etwas über 40%, in der 33. Woche ca. 23%, in der 35. Woche noch 5% und in der 37. Woche 0%. Die Entwicklung der letzten acht Jahre hat gezeigt, daß es im Einzelfall durchaus erhebliche Abweichungen von dieser statistisch zu erwartenden RDS-Gefährdung geben kann.

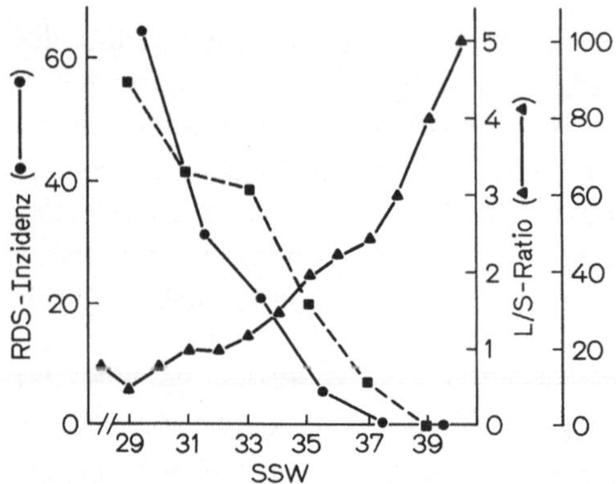

Abb. 1. Vergleich von RDS-Inzidenz (%) und mittlerer L/S-Ratio im Fruchtwasser sowie prozentualer Anteil von L/S-Ratiowerten über 2. Werte aufgetragen als Funktion des Gestationsalters. (Nach Farrell und Avery [59])

Erkenntnisse hierüber verdanken wir in erster Linie Gluck und seinen Mitarbeitern, die erstmals, auf Arbeiten von Scarpelli [160–162] fußend, nachweisen konnten, daß ein eindeutiger Zusammenhang zwischen fetaler Lungenreife, Ausbildung des Atemnotsyndroms des Neugeborenen und bestimmten Phospholipidparametern im Fruchtwasser besteht. Damit wurde das individuelle Risiko, an einem idiopathischen Atemnotsyndrom zu erkranken, erfaßbar [76]. Seine Forschungsergebnisse haben uns in die Lage versetzt, gerade im Einzelfall die verschiedenen auf das Kind einwirkenden und seine Prognose quoad vitam bestimmenden Risikofaktoren, z. B. mütterliche Erkrankungen in der Gravidität (EPH-Gestose, Diabetes) oder Störungen der Plazentarfunktion (chronische Plazentarinsuffizienz), abwägen zu können gegen das postpartale Risiko des Kindes, an einer so schweren Ventilationsstörung, wie sie das RDS darstellt, zu erkranken.

1.1 Das Atemnotsyndrom des Neugeborenen

Das Syndrom der hyalinen Membranen, auch als idiopathisches Atemnotsyndrom (ANS), respiratory distress syndrome (RDS), neonatal atelectasis oder Surfactantmangelsyndrom bezeichnet, ist das Erkrankungsbild einer Lunge, die über inadäquate Vorräte an Surfactant verfügt oder nicht in der Lage ist, eine kontinuierliche Surfactantproduktion aufrechtzuerhalten.

Epidemiologie

Die Erkrankung tritt weltweit auf, ist bei Weißen etwas häufiger als bei Schwarzen, fast zweimal häufiger bei Knaben als bei Mädchen. Die Gründe hierfür sind nicht klar [164]. 1964 starben in den USA 25000 Kinder an den Folgen des RDS [10]. Die Mortalität liegt insgesamt bei 28% der Erkrankungsfälle. Fast immer tritt der Tod innerhalb der ersten 72 h ein, außer bei den Kindern, die an Komplikationen der Erkrankung oder ihrer Behandlung (Infektion, Pneumothorax, bronchopulmonaler Dysplasie) in den ersten Lebenswochen sterben.

Fast ausnahmslos sind frühgeborene Kinder betroffen. Überstürzte Geburt, mütterliche Blutung sub partu, intrauterine und auch postpartale Asphyxie oder mütterlicher Diabetes sind häufiger assoziiert mit RDS [102]. Der zweite Zwilling erkrankt häufiger [59].

Manche Umstände, die mit chronischem intrauterinem Streß, vielleicht auch mit intrauteriner Infektion einhergehen, scheinen einen präventiven Effekt zu haben; z. B. chronische Plazentarinsuffizienz mit intrauteriner Wachstumsretardierung, vorzeitiger Blasensprung.

Pathologie

Die Lungen sind voluminös, von leberähnlicher Konsistenz, die Schwimmprobe ist häufig negativ. Mikroskopisch wechseln luftgefüllte Areale mit soliden Partien, die durch feste Aneinanderlagerung von Alveolarwänden zustande kommen. Vielfach findet sich der Alveolarwand angelagert „hyalines" Material, das fibrinreich ist und Zelldetritus enthält. Die Kapillaren sind enggestellt, ein pulmonales Begleitödem kann bestehen [23].

Pathogenese

Es gilt heute als erwiesen, daß ursächlich für das RDS die Unreife der Lunge, besser des Surfactantsystems der Lunge ist. Es kann die absolut gebildete Menge an synthetisiertem Surfactant zu gering oder inadäquat sein, gemessen am postnatalen Bedarf, oder die Qualität und Zusammensetzung des Surfactantfilms ist funktionell nicht ausreichend.

Der Surfactantmangel beeinflußt die Lungenfunktion insofern, als der Aufbau einer funktionellen Residualkapazität dadurch, daß Alveolen am Ende der Exspiration kollabieren, verhindert wird. Jede neue Inspiration erfordert die Aufwendung eines ausreichenden transpulmonalen Druckes, um atelektatisch gewordene Lufträume wieder zu öffnen. Hohe Atemfrequenz und hohe Atemdrucke sind notwendig, um die alveoläre Ventilation aufrechtzuerhalten. Ungleiche Verteilung der inspirierten Luft und Perfusion atelektatischer Lungenbezirke führen zu schlechterem Gasaustausch und Hypoxämie.

Der pulmonale Gefäßwiderstand ist erhöht durch Vasokonstriktion in schlecht ventilierten Bezirken, durch Hypoxie wird er weiter verstärkt. Es kommt zum Auftreten eines verstärkten Rechts-links-Shunts durch die persistierenden oder wieder eröffneten fetalen Blutwege, Ductus arteriosus und Foramen ovale. Einiges Blut durchfließt luftarme Areale der Lunge und trägt zur weiteren Hypoxämie bei.

Ineffektive Ventilation und verschlechterte Perfusion initiieren eine Kette von Ereignissen, aus der sich weitere Befunde beim RDS erklären:
- Verminderte Oxygenation des Herzens verringert das Herzauswurfvolumen, dadurch kommt es zur Unterdurchblutung von Organen, z. B. der Nieren, die nicht mehr in der Lage sind, die Säure-Basen-Homöostase zu gewährleisten.
- Schlechte Durchblutung peripherer Gewebe führt zur Laktatazidose.
- Die nicht seltene Assoziation von RDS und Hirnblutung rührt wahrscheinlich von zerebraler Hypoxie und Ischämie oder von disseminierter intravaskulärer Gerinnung her, wie sie bei schwerkranken Kindern gesehen wird.

Diagnose

Die typischen Symptome (Tachypnoe, Stöhnen, Nasenflügelatmung und interkostale Einziehungen) treten meist innerhalb von Minuten nach der Geburt ein, es kann aber Stunden dauern, bis sie als gravierend erkannt werden.

Die radiologischen Befunde werden nach Schweregraden eingeteilt:
Grad I: feine miliare retikulogranuläre Zeichnung der Lunge mit zentraler Dichtezunahme ohne positives Aerobronchogramm;
Grad II: retikulogranuläre Zeichnung mit positivem Aerobronchogramm;
Grad III: granuläre Zeichnung mit konfluierenden Verschattungen beider Lungen, positives Aerobronchogramm, Überlagerung des Herzschattens;
Grad IV: totale Verdichtung beider Lungen („weiße Lunge").

Prognose

20–30% der Kinder, die am RDS erkranken, sterben, meist an der Ateminsuffizienz, andere in Verbindung mit einer intraventrikulären Blutung. Die extrem untergewichtigen Kinder sterben fast alle innerhalb der ersten 24 h, die größeren leben länger und sterben nicht selten an interkurrenten Infekten. Die überlebenden Kinder erholen sich in der Regel vollständig, selten finden sich später rezidivierende Lungeninfekte oder Lungenfibrose. Die neurologische und intellektuelle Entwicklung scheint nach Überstehen der Erkrankung nicht gestört zu sein [187].

Behandlung

Behandlungsziel aller Therapieformen ist es, durch sauerstoffreiche Atemluftgemische einen arteriellen Sauerstoffpartialdruck von 50–70 mm Hg zu erreichen und aufrechtzuerhalten. Dem am Ende des Exspiriums drohenden Kollaps von großen Alveolararealen kann prinzipiell durch CPAP (continuous positive airway pressure), appliziert durch Mund oder Nase, oder Ausübung eines negativen Drucks um den Thorax begegnet werden. Andere Verfahren stellen die Anwendung von PEEP (positive endexspiratory pressure) und die Veränderung der Inspiration/Exspiration-Ratio (bis 2:1) dar.

Komplikationen wie interstitielles Emphysem und Pneumothorax werden während der Respiratorbehandlung nicht selten gesehen.

1.2 Biochemische Entwicklung der Lunge

Das Krankheitsbild des RDS wurde erstmals von Hocheim 1903 beschrieben [87]. Er beobachtete eine membranöse Schicht in den Lungen von zwei Kindern, die kurz nach der Geburt gestorben waren, und bezeichnete diese Schicht als hyaline Membranen. 1929 beobachtete v. Neergard [132], daß die Druck-Volumen-Kurven von Lungen, die mit Luft aufgeblasen wurden, sich von denen, die mit Flüssigkeit gefüllt wurden, unterschieden. Wichtigstes Charakteristikum der Luftinflations- und -deflationskurven ist die Retention eines Residualvolumens von Luft in der Lunge, auch wenn der Entfaltungsdruck 0 geworden ist.

Nach dem Laplace-Gesetz $P = \dfrac{2T}{r}$ (P = transpulmonaler Druck, T = Wandspannung der Alveole einschließlich Oberflächenspannung, r = Radius der Alveole) müßte einerseits für die Öffnung kleinkalibriger Alveolen ein hoher Druck aufgewandt werden, andererseits müßte in der Exspirationsphase bei sich verkleinerndem Radius der Alveolen der zentripetale, auf das Zentrum der Alveole gerichtete Druck P immer größer und schließlich bei $r \to 0$ fast unendlich groß werden und die Alveole zum Kollaps bringen. Dies ist in der Lunge aber nicht der Fall. Der zentripetalen, dem Laplace-Gesetz folgenden Kraft wirkt die Oberflächenspannung an der Interphase Luft/Gewebe entgegen. Die Oberflächenspannung der Interphase ist extrem niedrig, und die Fähigkeit der Lunge, ein residuales Luftvolumen auch am Ende der Exspiration aufrechtzuerhalten, kann nur durch die Anwesenheit von Oberflächenspannung*senkendem* Material an der Luft-Gewebe-Grenzfläche erklärt werden.

Der histochemische Nachweis eines solchen Stoffes wurde 1954 von Macklin [115] geführt und 1955 durch Beobachtungen von Pattle über die ungewöhnliche Bläschenstabilität im exspirierten Schaum bei Lungenödempatienten bestätigt [143]. Clements fand 1957 eine oberflächenspannungsenkende Substanz in wäßrigen Lungenextrakten. Die Untersuchung solcher in Kochsalz gelöster Extrakte auf einer Wilhelmi-Waage mit rhythmischer Kompression und Expansion des Trogvolumens ergibt eine signifikante Hystereseschleife und niedrige Oberflächenspannungswerte, wenn die Trogfläche verkleinert wird [39]. Die Kompression dieser Filme wurde verglichen mit der Kompression des alveolaren Oberflächenfilms, die stattfindet, wenn sich die Alveolaroberfläche im Exspirium verkleinert. Es wurde geschlossen, daß die alveolare Oberflächenspannung besonders bei kleinen Alveolarvolumina niedrig sein muß und daß diese niedrige Oberflächenspannung benötigt wird, um die Alveole am Ende der Exspiration offenzuhalten und vor dem Kollaps zu bewahren. Folgearbeiten haben gezeigt, daß die oberflächenaktive Komponente in den Alveolen aus einer Gruppe von Phospholipiden besteht und daß ihr quantitativ bedeutendstes Phospholipid, das oberflächenaktive Eigenschaften (d. h. oberflächenspannungsenkende Eigenschaften) hat, Lezithin ist, das in α- und β-Position des Glycerolskelettes zwei gesättigte Fettsäuren mit 16 C-Atomen Kettenlänge trägt: Dipalmityllezithin (DPL) (Abb. 2).

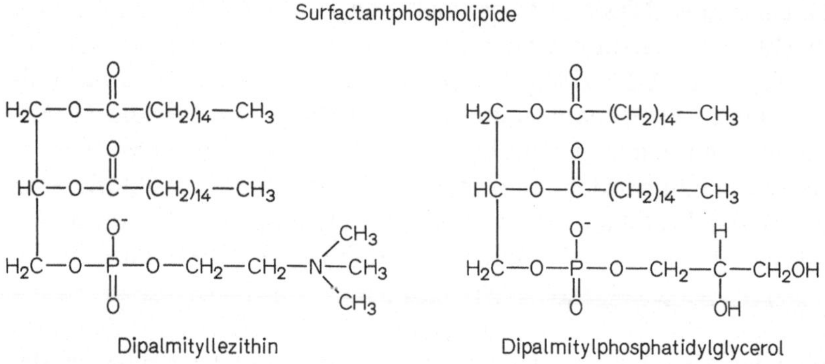

Surfactantphospholipide

Dipalmityllezithin

Dipalmitylphosphatidylglycerol

Abb. 2. Strukturformeln von Dipalmityllezithin und Dipalmitylphosphatidylglycerol, den wichtigsten oberflächenspannungsenkenden Phospholipiden im Lungensurfactant

Gluck et al. konnten nachweisen, daß DPL das quantitativ stärkste zweifach gesättigte Lezithin ist, das vom Feten zwischen dem 6. und 8. Schwangerschaftsmonat gebildet wird [77]. Studien von Avery 1959 [11] ergaben einen direkten Hinweis darauf, daß zwischen geringer Oberflächenaktivität in den Lungen gestorbener Kinder und der Todesursache RDS ein direkter Zusammenhang bestand. Gluck [75], Scarpelli [160], Brumley [32] und andere [66, 122] haben in der Folgezeit nachweisen können, daß die fetale Surfactantsynthese während der Schwangerschaft nach einem festen Zeitplan abläuft und in den meisten Fällen das RDS Ergebnis einer funktionellen Unreife des Surfactantsystems ist. In letzter Zeit ist der Nachweis geführt worden, daß die fetale Lunge als sekretorisches Organ wirksam ist und Flüssigkeit, die oberflächenaktives Material enthält, in den Alveolarraum sezerniert wird [52].

Zwischen Alveolarraum und Amnionhöhle findet über Bronchialbaum und Pharynx ein kontinuierlicher Fluß von Flüssigkeit und gelösten Substanzen statt. Dadurch wird es möglich, aus dem Verhalten von Phospholipiden im Fruchtwasser (Zusammensetzung, Konzentration) Rückschlüsse auf den augenblicklichen Zustand der fetalen Surfactantentwicklung zu ziehen [27, 30].

Unter den in der Lunge vorkommenden über 20 verschiedenen Zelltypen ist es wahrscheinlich nur die Alveolarzelle Typ II, die für die Synthese von Surfactant verantwortlich ist und in der die Synthese des Hauptphospholipids, Dipalmityllezithin, stattfindet.

Neben Lezithin sind es Sphingomyelin, Phosphatidyläthanolamin, Phosphatidylinositol und Phosphatidylglycerol, in geringer Menge auch Lysophosphatidylcholin (Lysolezithin), die in den Alveolarzellen Typ II gebildet werden und über oberflächenaktive Eigenschaften verfügen.

Lezithinbiosynthese
Die Lezithinbiosynthese erfolgt über zwei Stoffwechselwege:
– den Phosphocholintransferaseweg (Abb. 3),
– den N-Methyltransferase-Weg (Abb. 4).

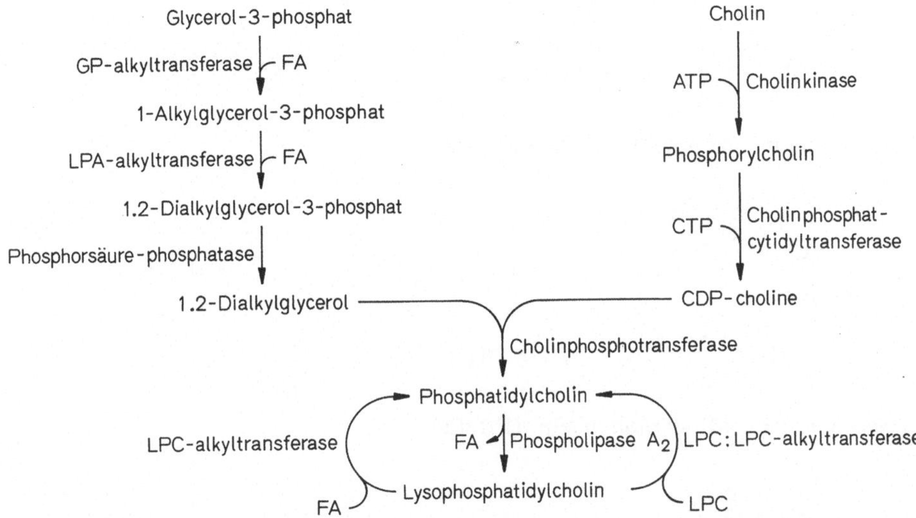

Abb. 3. Lezithinsynthese. Im *oberen Teil* ist der Cholintransferaseweg dargestellt, im *unteren* der Reakylierungsweg aus Lysolezithin. *FA* (fatty acid) = Fettsäure, *GP* Glycerolphosphat, *LDA* (lysophosphatidic acid) = Lysophosphatidylsäure, *LPC* = Lysophosphatidylcholin. (Nach Rooney in [163])

Eine dritte Möglichkeit der Lezithinsynthese stellt die Reakylierung von Lysolezithin dar (Abb. 3).

Der Reakylierung von Lysolezithin zu Lezithin wird in jüngster Zeit mehr Beachtung geschenkt, da sich zeigen läßt, daß die Reakylierung von Lezithinfettsäureestern in der Lunge und Leber schneller erfolgt als die De-novo-Synthese von Lezithin; dies scheint insbesondere gegen Ende der Schwangerschaft der Fall zu sein [59, 81, 192].

Über den CDP-Cholin-Stoffwechsel-Weg wird mehr als 90% des Lungenlezithins gebildet [74, 122]. Der Zusammentritt von CDP-Cholin mit D-α, β-Diglycerid unter der Einwirkung von Phosphocholintransferase wird vor allem in der mikrosomalen Fraktion von Lungenhomogenaten gefunden.

Unter der Mitwirkung von Phosphatidyläthanolamin-N-Methyltransferase kann Phosphatidylcholin aus der Vorstufe Phosphatidyläthanolamin unter Hin-

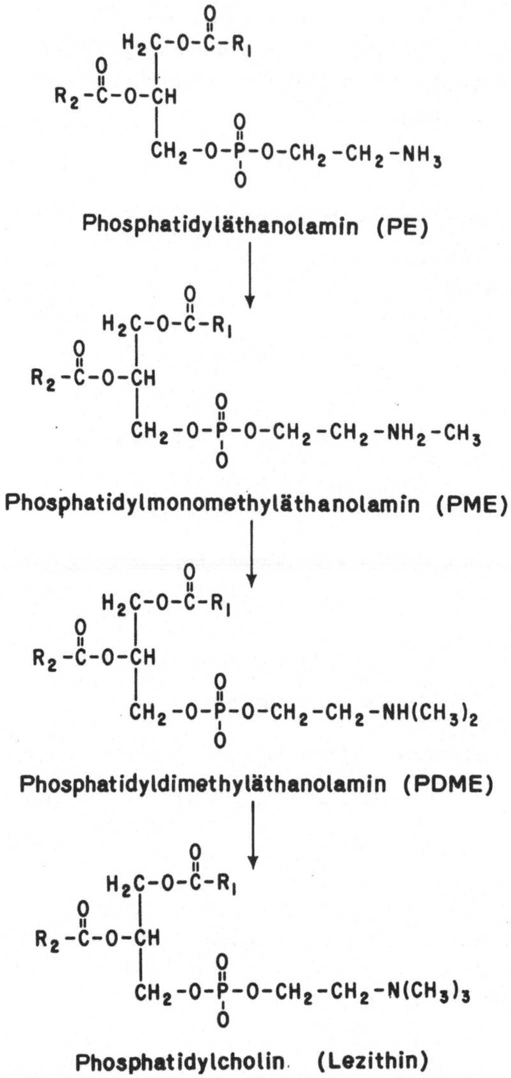

$$H_2C-O-\overset{\overset{O}{\|}}{C}-R_1$$
$$R_2-\overset{\overset{O}{\|}}{C}-O-CH$$
$$CH_2-O-\overset{\overset{O}{\|}}{\underset{\underset{O}{|}}{P}}-O-CH_2-CH_2-NH_3$$

Phosphatidyläthanolamin (PE)

$$\downarrow$$

$$H_2C-O-\overset{\overset{O}{\|}}{C}-R_1$$
$$R_2-\overset{\overset{O}{\|}}{C}-O-CH$$
$$CH_2-O-\overset{\overset{O}{\|}}{\underset{\underset{O}{|}}{P}}-O-CH_2-CH_2-NH_2-CH_3$$

Phosphatidylmonomethyläthanolamin (PME)

$$\downarrow$$

$$H_2C-O-\overset{\overset{O}{\|}}{C}-R_1$$
$$R_2-\overset{\overset{O}{\|}}{C}-O-CH$$
$$CH_2-O-\overset{\overset{O}{\|}}{\underset{\underset{O}{|}}{P}}-O-CH_2-CH_2-NH(CH_3)_2$$

Phosphatidyldimethyläthanolamin (PDME)

$$\downarrow$$

$$H_2C-O-\overset{\overset{O}{\|}}{C}-R_1$$
$$R_2-\overset{\overset{O}{\|}}{C}-O-CH$$
$$CH_2-O-\overset{\overset{O}{\|}}{\underset{\underset{O}{|}}{P}}-O-CH_2-CH_2-N(CH_3)_3$$

Phosphatidylcholin (Lezithin)

Abb. 4. N-Methyltransferase-Weg zur Synthese von Lezithin

zutreten von drei Methylgruppen, wobei s-Adenosyl-1-methionin als CH_3-Gruppen-Donor fungiert, gebildet werden. Eine gewisse Methylierungsaktivität wurde ebenfalls in der mikrosomalen Fraktion von Lungenhomogenaten gefunden. Von Gluck wurde eines der Intermediärprodukte des Methylierungsweges, nämlich PDME (= Phosphatidyldimethyläthanolamin), als stark oberflächenaktive Substanz in der Kaninchenlunge nachgewiesen [76]. Nachfolgende Arbeiten [28, 29, 145] konnten diese Beobachtung nicht bestätigen; es stellte sich heraus, daß mit PDME ein anderes oberflächenaktives Phospholipid kochromatografierte, nämlich Phosphatidylglycerol (PG). Das sehr oberflächenaktive Phosphatidylglycerol ist in den Lamellenkörperchen der Alveolarzellen Typ II vorhanden und macht am Termin etwa 12% des Gesamtphospholipidphosphorgehaltes in der alveolaren Waschflüssigkeit aus [146]; PG ist neben Dipalmityllezithin die zweitstärkste Komponente im alveolaren Oberflächenfilm. Die Syntheserate von Phosphatidylglycerol aus 1-Glycerol-3-phosphat und CDP-Diglycerid steigt an mit fortschreitender Gestation. Phosphatidylglycerol scheint eine der Schlüsselsubstanzen der RDS-Entstehung zu sein, insofern als es in der alveolaren Waschflüssigkeit von an RDS erkrankten Kindern entweder stark vermindert ist oder ganz fehlt.

Die Rolle von Sphingomyelin, das in nicht geringen Mengen in der Lunge nachweisbar ist, ist bisher nicht ganz klar. Sphingosin, die Muttersubstanz der Sphingolipide, wird aus Palmityl-CoA über eine Reihe von enzymatischen Schritten geformt. Durch N-Acylierung (in der Lunge ist diese Acylgruppe Palmitinsäure) entsteht N-Acylsphingosin, das mit CDP-Cholin in Anwesenheit von Phosphocholinceramidtransferase reagiert und Sphingomyelin bildet.

Turnover von oberflächenaktivem Lezithin

Über den Turnover des oberflächenaktiven Lezithins sind bisher keine ausführlichen Daten bekannt. Nach Untersuchungen von Tierney [189] beträgt die biologische Halbwertszeit etwa 14 h; möglicherweise gibt es aber verschiedene Pools von Dipalmityllezithin im Lungengewebe, einen mit einer Halbwertszeit von 8 h und einen zweiten mit einer Halbwertszeit von 53 h [200]. In diesem Zusammenhang kommt dem bereits angedeuteten Recycling von Teilen des Lezithinmoleküls innerhalb der Lunge Bedeutung zu, zumal Enzyme der Trans- und Realkylierung in der Lunge nachgewiesen werden konnten [59, 192].

Welche Vorgänge und Steuerungsmechanismen die Exkretion von Surfactant aus den osmiophilen Einschlußkörperchen (lamellated bodies), die als Speicher des Surfactant gelten, in die Alveole regulieren, ist nach wie vor ungeklärt. Bei Kindern, die am RDS verstorben sind, ist die Zahl der osmiophilen Einschluß-körperchen wesentlich reduziert [68].

1.3 Die Vorhersage der Lungenreife durch Fruchtwasseranalyse

Bestimmung der Phospholipide

Aus dem Lungengewebe gelangt Flüssigkeit, die oberflächenaktive Substanzen enthält, in den Alveolarraum und weiter in die Amnionhöhle. Den von Dawes et al. [27] beschriebenen intrauterinen fetalen Thorax(„Atem")bewegungen kommt eminente Bedeutung bei diesem Stofftransport zu. Einen indirekten Hinweis darauf, daß zumindest ein wesentlicher Teil der im Fruchtwasser nachgewiesenen oberflächenaktiven Lipide aus der fetalen Lunge stammen, erhalten wir daraus, daß die Zusammensetzung sowohl des „alveolar wash" als auch des Fruchtwassers, insbesondere hinsichtlich des Fettsäuremusters im Lezithinmolekül, sehr ähnlich ist [172].

Aber auch aus extrapulmonalen Quellen (Amnionepithel, Vernix, Mekonium) gelangen Phospholipide ins Fruchtwasser [42, 163].

Es ist das Verdienst Glucks und seiner Mitarbeiter, den verblüffend engen Zusammenhang zwischen Phospholipidgehalt des Fruchtwassers und fetaler Lungenreife aufgezeigt zu haben [76] (Abb. 5 und 6).

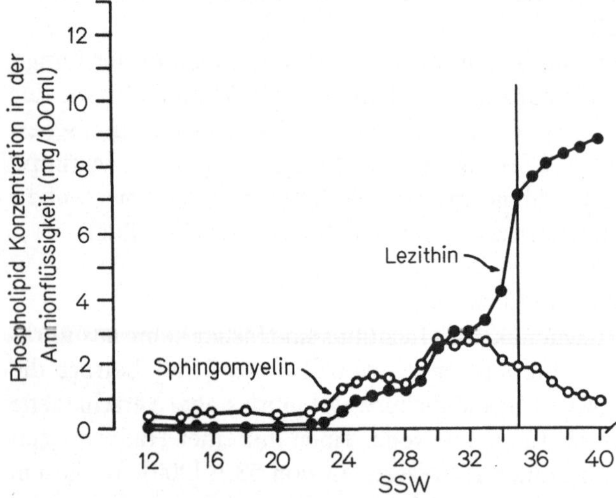

Abb. 5. Veränderung der Lezithin- (acetonpräzipitablen Fraktion) und Sphingomyelinkonzentration im Verlauf der Schwangerschaft. (Nach Gluck [76])

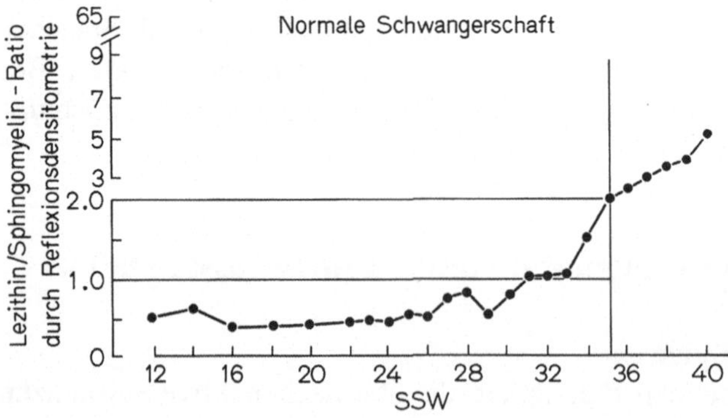

Abb. 6. Veränderung der Lezithin/Sphingomyelin-Ratio im Verlauf der Schwangerschaft. (Nach Gluck [76])

Ein Vergleich der Sphingomyelin- und Lezithinkonzentrationen im Fruchtwasser ergibt, daß die Lezithinkonzentration um die 35. SSW rasch und steil ansteigt, während die Sphingomyelinkonzentration im Fruchtwasser zum Termin hin leicht abfällt. Gluck benutzte die Sphingomyelinkonzentration im Fruchtwasser als internen Standard und bildete einen vom Fruchtwasservolumen unabhängigen dimensionslosen Quotienten, die Lezithin/Sphingomyelin-Ratio (L/S-Ratio). Ergab sich eine L/S-Ratio von < 2 kurz vor der Geburt, so war in vielen Fällen mit einem Atemnotsyndrom des Neugeborenen zu rechnen.

Andere Methoden zur fetalen Reifebestimmung

In der „vor-Gluck'schen Ära" wurden zahlreiche Versuche unternommen, aus verschiedenen Fruchtwasserparametern Rückschlüsse auf die fetale Reife zu gewinnen. Viele Substanzen im Fruchtwasser zeigen eine mehr oder weniger straffe Korrelation zum steigenden Gestationsalter. Am häufigsten untersucht wurden Amnionepithelzellen mit der Nilblausulfatfärbung [31, 149], Kreatinin- [151] und Bilirubinkonzentration im Fruchtwasser [121], Hormone (Steroidhormone, Sexualhormone, Thyroxin, rT3, TRF, in jüngster Zeit Prolaktin), Elektrolyte [18], Proteine und Enzyme [170, 184], Harnstoff und Harnsäure [56, 85].

Alle diese Methoden dienen in erster Linie der Bestimmung des Gestationsalters. Sicherlich besteht zwischen Gestationsalter und der Ausreifung fetaler Organsysteme ein enger Zusammenhang. Dennoch wächst die Erkenntnis, daß es in der Spätschwangerschaft durch verschiedene Störeinflüsse (Erkrankungen der Mutter, des Feten und der Plazenta) zu dem kommen kann, was Kubli [100] als „dissoziierte Reife" bezeichnet hat, d. h. einer Diskrepanz zwischen dem aufgrund der Gestationsalterberechnung zu erwartenden Reifezustand des Kindes und dem tatsächlich vorhandenen. Paradebeispiele dieser Dissoziation zwischen Reife und Gestationsalter sind die untergewichtigen (small for gestational age) Kinder einerseits, die makrosomen Kinder aus schlecht geführten diabetischen Schwangerschaften andererseits. Während die einen möglicherweise eine streßbedingte Akzeleration von Reifungsvorgängen durchmachen, scheinen Kinder aus diabetischen Schwangerschaften eine Verzögerung der Reife zu erleiden. Insofern kommt der Bestimmung eines gezielten spezifischen Reifeparameters der fetalen Lunge die allergrößte Bedeutung zu, zumal Ultraschallbiometrie des Feten und sorgfältige Regelanamnese eine exaktere Bestimmung des Gestationsalters möglich machen als die genannten Fruchtwasseranalysen.

2 Erprobte Methoden zur Lungenreifebestimmung

Die im folgenden beschriebenen Ergebnisse geben einen gerafften Überblick über die von uns in den vergangenen Jahren durchgeführten Methoden zur antepartalen Lungenreifebestimmung aus dem Fruchtwasser. Sie sind publiziert und werden an entsprechender Stelle zitiert.

2.1 Phosphorometrische Bestimmung der Lezithin/Sphingomyelin-Ratio

Die Lezithin- und Sphingomyelinphosphorkonzentration im Fruchtwasser zeigt zwischen 28. und 41. SSW einen charakteristischen Verlauf: Die Lezithinphosphorkonzentration steigt ab der 35./36. SSW steil an, während die Sphingomyelinphosphorkonzentration konstant bleibt (Abb. 7). Der prozentuale Anteil von Lezithin und Sphingomyelin an der Gesamtphospholipidfraktion des Fruchtwassers beträgt für beide Substanzen bis zur 33. SSW etwa 40%, anschließend steigt

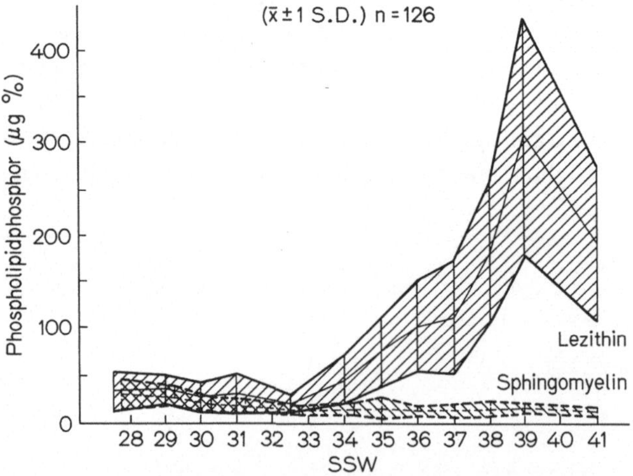

Abb. 7. Veränderung der Lezithin- und Sphingomyelinphosphorkonzentration im Fruchtwasser (28.–41. SSW); *S. D.* einfache Standardabweichung

der Lezithinanteil auf 60–80%, während der Sphingomyelinanteil auf unter 10% absinkt (Abb. 8). Entsprechend der Veränderung der Einzelparameter Lezithin- und Sphingomyelinphosphorkonzentration steigt die L/S-Ratio im Fruchtwasser nach der 34./35. SSW deutlich an und überschreitet in der 35. SSW den kritischen L/S-Ratio-Grenzwert von 3, den wir seinerzeit [110] an 126 Proben bei 12 beobachteten RDS-Fällen empirisch als Grenzwert der RDS-Gefährdung festgestellt hatten (Abb. 9). In 10 von 12 Fällen mit nachfolgendem RDS des Neugeborenen lagen die L/S-Ratio-Werte im Fruchtwasser unter 3, in 2 Fällen darüber.

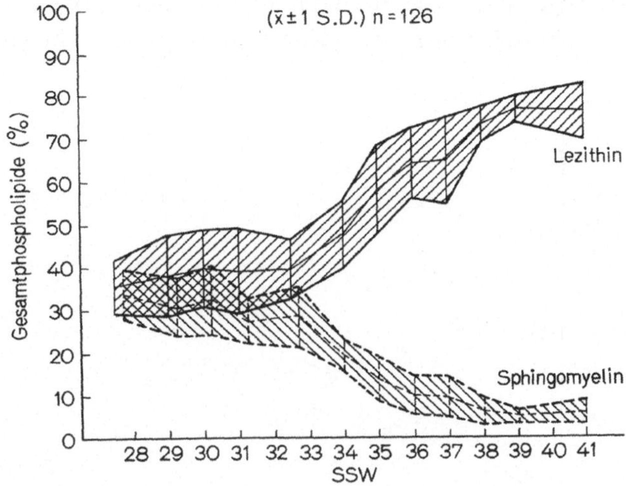

Abb. 8. Prozentualer Anteil von Lezithin und Sphingomyelin an der Gesamtphospholipidfraktion des Fruchtwassers (28.–41. SSW)

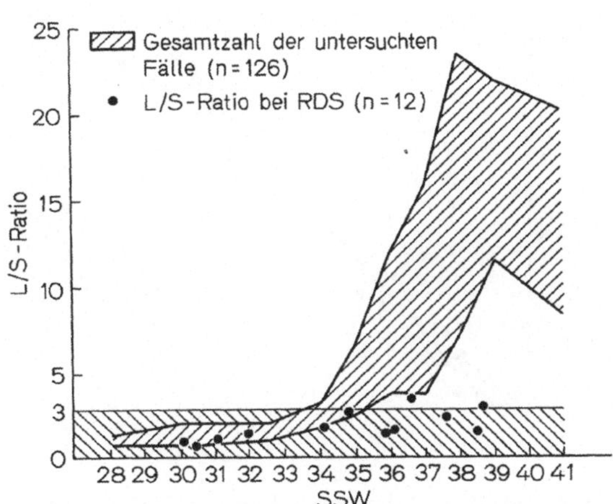

Abb. 9. Lezithin/Sphingomyelin-Ratio bei 12 Fällen mit nachfolgendem RDS (·). Von einem Wert abgesehen liegt die L/S-Ratio unter 3

2.2 L/S-Ratio-Bestimmung nach Gluck und Borer

Durch miniaturisierte eindimensionale Dünnschichtchromatographie auf vorgefertigten, mit Kieselgel beschichteten Plastikfolien, anschließende Anfärbung der Substanzen mit Bromthymolblau und Planimetrie des Lezithin- und Sphingomyelinflecks wurde eine rasche Bestimmung der L/S-Ratio möglich. Bevor wir diese im Handel erhältliche Testkombination einführten, wurde geprüft, ob zwischen phosphorometrisch bestimmter L/S-Ratio und planimetrisch bestimmter L/S-Ratio ein genügend enger Zusammenhang besteht und ob die Acetonfällung des Lipidextraktes von Bedeutung ist. Zwischen L/S-Ratio-Werten ohne vorangegangene Acetonfällung des Lipidextrakts und solchen nach Acetonfällung besteht eine enge Korrelation (r = 0,92) (Abb. 10). Auch zwischen

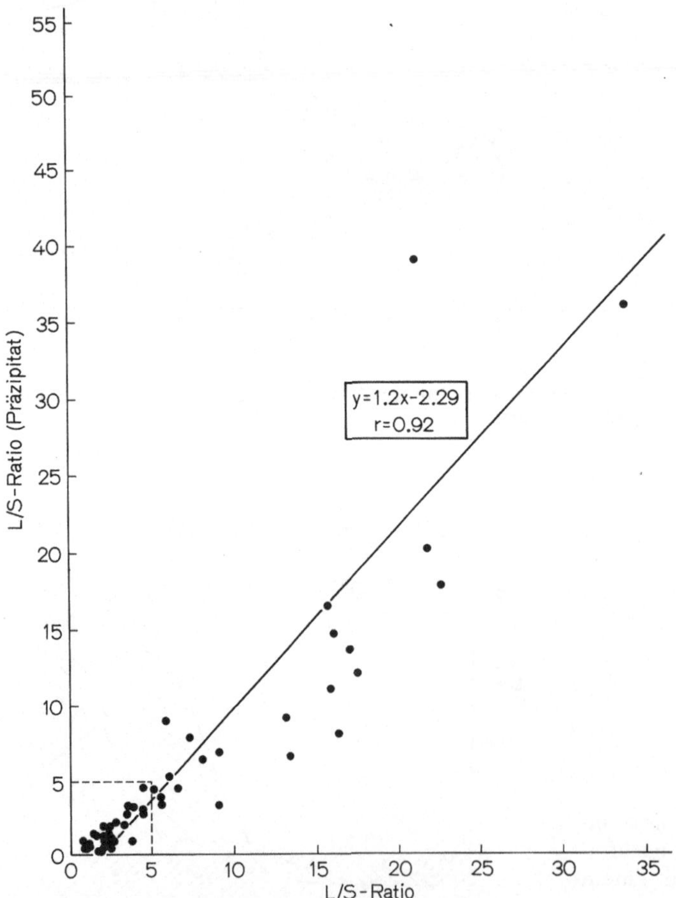

Abb. 10. Korrelation zwischen L/S-Ratio-Werten ohne und mit Acetonpräzipitation des Fruchtwasserlipidextrakts

planimetrisch bestimmter L/S-Area-Ratio und phosphorometrisch bestimmter
L/S-Ratio besteht eine signifikante Korrelation (Abb. 11 und 12).

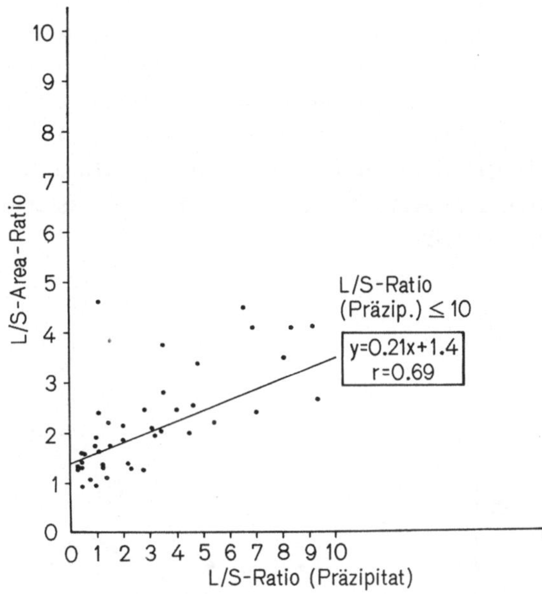

Abb. 11. Korrelation zwischen L/S-Ratio-Werten (nach Acetonfällung phosphorometrisch bestimmt) und L/S-Area-Ratio (planimetrisch bestimmt)

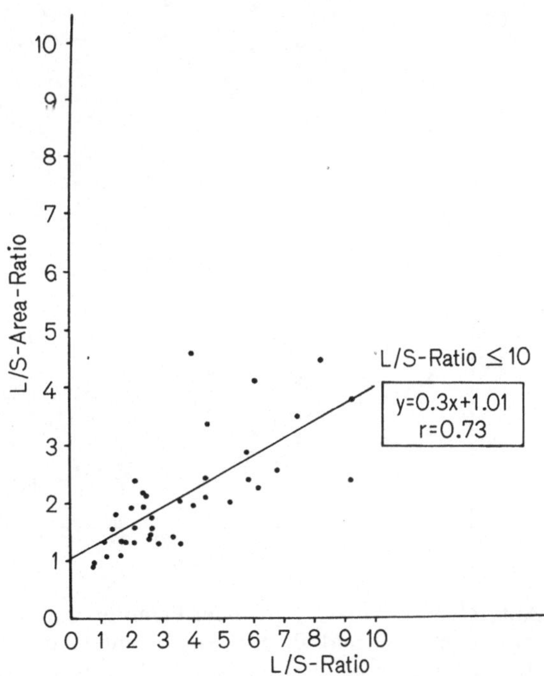

Abb. 12. Korrelation zwischen L/S-Ratio-Werten (ohne Acetonfällung phosphorometrisch bestimmt) und L/S-Area-Ratio (planimetrisch bestimmt)

2.3 Bestimmung der Lezithinfettsäuren

Ausgehend von den Beobachtungen von Warren et al. [195], daß mit zunehmender Schwangerschaftsdauer der Anteil an Dipalmityllezithin im Fruchtwasser zunimmt, untersuchten wir die Lezithinfettsäuremuster [111]. Dabei ergaben sich folgende charakteristische Veränderungen: Der Anteil an Palmitinsäure ($C_{16:0}$) im Lezithin steigt zwischen der 30. und 40. SSW von ca. 50% auf ca. 80% (Abb. 13). Der Stearinsäureanteil ($C_{18:0}$) sinkt von 20% auf ca. 5% ab, der Myristinsäureanteil ($C_{14:0}$) bleibt fast konstant. In Tabelle 1 sind die Ergebnisse mehrerer Autoren über die Fettsäuremuster des Fruchtwasserlezithins zusammengestellt.

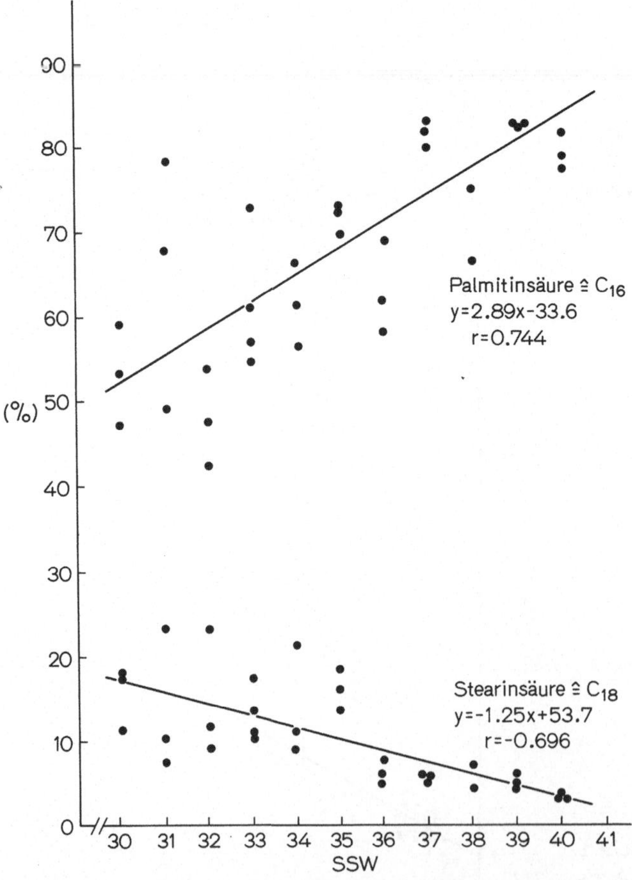

Abb. 13. Prozentualer Anteil der Palmitin- und Stearinsäure (an Gesamtlezithinfettsäuren) zwischen 30. und 40. SSW. Signifikanter Anstieg des Palmitinsäureanteils (r = 0,744), signifikanter Abfall (r = −0,696) des Stearinsäureanteils

Tabelle 1. Vergleich der von verschiedenen Autoren gefundenen Fettsäureverteilung (% der Gesamtlezithinfettsäuren) in verschiedenen Schwangerschaftsabschnitten. Angegeben sind die Mittelwerte ($\bar{x}$) bzw. der Bereich und die Fallzahlen (n)

	Roux [154]			Arvidson [9]			Frantz [64]			Eigene Ergebnisse [111]		
	SSW	n	$\bar{x}$ [%]	SSW	n	$\bar{x}$ [%]	SSW	n	$\bar{x}$ [%] (Bereich)	SSW	n	$\bar{x} \pm$ S [%]
C_{14}	18–35	13	3,3	13–24	15	2,0	26–32	11 4	0 1–3	30–35	19	7,4 ± 6,0
	36–43	8	5,3	Am Termin	13	5,1	32–40	11 34	0 1–8	36–40	14	5,2 ± 1,5
C_{16}	18–35	13	57,3	13–24	15	50,0	26–32	16	25–55	30–35	19	60,3 ± 10,4
	36–43	8	75,7[a]	Am Termin	13	77,1[a]	32–40	45	50–80	36–40	14	76,0[a] ± 8,6
C_{18}	18–35	13	16,9	13–24	15	20,8	32	17	16–44	30–35	19	14,1 ± 4,6
	36–43	8	6,4[a]	Am Termin	13	4,4[a]	36	28	8	36–40	14	5,2[a] ± 1,4
$C_{18:1}$	18–35	13	18,1	13–24	15	21,8	26–30	12	16–32	30–35	19	10,0 ± 3,7
	36–43	8	10,0[a]	Am Termin	13	7,1[a]	36	28	4–16	36–40	14	6,4[a] ± 2,9

[a] Zeigt statistisch signifikante Unterschiede zwischen beiden Schwangerschaftswochengruppen an

Die gaschromatographische Lezithinfettsäureanalyse ist methodisch aufwendig, für wissenschaftliche Fragestellungen sicher von Bedeutung, für die klinische Diagnostik aber zu zeitraubend.

2.4 Biophysikalische Methoden

Auf der Suche nach raschen, klinisch verwertbaren Bestimmungsmethoden wurde sowohl der von Clements inaugurierte Schaumtest [40], als auch eine von Rüttgers et al. [155] an der Universitätsfrauenklinik Heidelberg entwickelte Meßmethode zur direkten Bestimmung der Oberflächenspannung des Fruchtwassers verwendet.

Die Oberflächenspannung im Fruchtwasser bleibt bis zur 32. Woche konstant bei Werten von 55 dyn/cm und fällt dann zum Termin hin fast linear ab (Abb. 14).

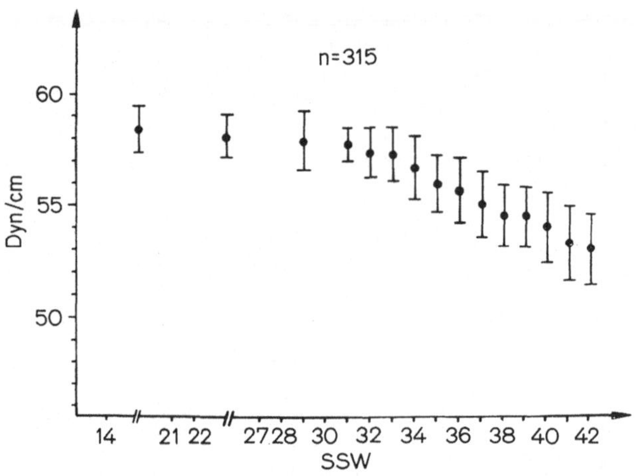

Abb. 14. Oberflächenspannung (dyn/cm) und Gestationsalter (SSW). (Aus [155])

Beim Vergleich der Schaumtestergebnisse mit der L/S-Ratio fanden sich recht gute Übereinstimmungen für Werte, die über dem kritischen L/S-Grenzwert von 3 lagen. Schlechter war die Übereinstimmung zwischen Oberflächenspannung bzw. Schaumtest einerseits und L/S-Ratio andererseits für L/S-Ratio-Werte ≤ 3.

Eine weitere, dynamische Messung der Oberflächenspannung des Fruchtwassers wurde von Rüttgers et al. [156] durchgeführt und mit den von uns bestimmten L/S-Ratio-Werten verglichen. Oberflächenspannungsdiagramme von zentrifugiertem Fruchtwasser im Langmuir-Trog bei unterschiedlichen Trogflächen wurden registriert. Insbesondere für die minimale Oberflächenspannung

(γ_{min}) wurde eine gute Korrelation zur L/S-Ratio gefunden (Abb. 15), was auch andere Untersucher bestätigen konnten [127].

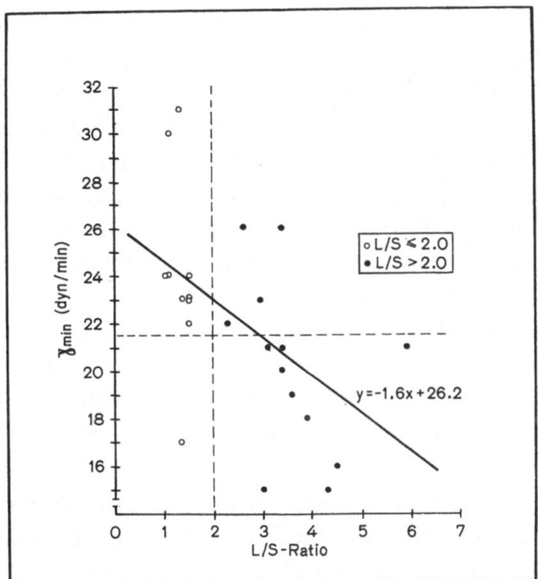

Abb. 15. Minimale Oberflächenspannung (γ_{min}) gegen L/S-Ratio (Standardmethode). (Aus [156])

2.5 Diskussion

Unterschiedliche Methoden der Phospholipidaufarbeitung im Fruchtwasser, unterschiedliche Fragestellungen (Gestationsalterbestimmung oder Lungenreifebestimmung), unterschiedliche Grenzwerte [33, 70, 86, 171] und unterschiedliche Ergebnisse hinsichtlich der RDS-Voraussage charakterisieren die Literatur der ersten Jahre nach dem Erscheinen von Glucks Arbeit. Später widmen sich die Autoren intensiv dem Vergleich der L/S-Ratio-Bestimmung mit anderen Methoden wie Schaumtest nach Clements, direkter Messung der Oberflächenspannung oder historischen Methoden wie Nilblausulfatfärbung von Amnionepithelien, Kreatininbestimmung, Harnstoffbestimmung etc., in neuerer Zeit dann auch der Kortisolbestimmung im Fruchtwasser.

Die zweifellos besten Ergebnisse hat in der zu übersehenden Literatur Gluck [74, 76, 102, 103], der in keinem Fall bei einem L/S-Ratio-Wert über 2 jemals ein RDS beobachtet und mitgeteilt hat. Die von uns ermittelte Ausschlußwahrscheinlichkeit von ca. 97% deckt sich aber durchaus mit der mehrerer anderer Autoren. Aber auch Gluck fand, daß keineswegs alle Fälle, bei denen die L/S-Ratio kleiner als 2 ist, definitiv ein Atemnotsyndrom entwickelten. Die Eintretenswahrscheinlichkeit eines RDS des Neugeborenen bei L/S-Ratio-Werten unter 2 betrug bei ihm 37%, von anderen Autoren wurden 30–60% angegeben [37, 104, 167, 179].

Lemons und Jaffe [104] berichten über 4 Fälle mit L/S-Ratio *über* 2, die ein RDS entwickelten. Bei diesen handelte es sich um 2 Fälle mit schwerer Rhesusinkompatibilität, die eine intrauterine Transfusion erhielten, und 2 Kinder, die von Müttern mit insulinpflichtigem Diabetes stammten.

Andere Autoren bedienten sich nicht der L/S-Ratio-Bestimmung, sondern führten zunächst die phosphorometrische Evaluation (nach Bartlett [15]) nach eindimensionaler dünnschichtchromatographischer Trennung durch [20, 21, 133–135]. Dabei wurde entweder ein kritischer Grenzwert für Lezithin (3,5 mg/ 100 ml [20]) oder Lezithinphosphorkonzentration (0,1 mg/100 ml [133]) angegeben und eine Ausschlußwahrscheinlichkeit des RDS von 83%, in einer Folgearbeit von 97% erreicht [134].

Für die Totalphospholipidphosphorkonzentration (TPLP), die um so mehr abhängig ist von der Lezithinphosphorkonzentration, je näher am Termin die Probe gewonnen wird (Anstieg des Lezithinanteils an der Totalphospholipidfraktion zwischen 30. und 40. SSW von 40% auf 70%), wurde 0,250 mg% TPLP als kritischer Grenzwert der RDS-Gefährdung angegeben [131, 134].

Kontrovers diskutiert wurde, ob die Acetonfällung, die laut Gluck [76] eine selektive Fällung oberflächenaktiven Lezithins, in erster Linie von Dipalmityllezithin, bewirken sollte, notwendig ist.

Malikanuseswaha [116] kam zu dem Schluß, daß bei niedrigen L/S-Ratio-Werten zwischen acetonpräzipitabler und Gesamtlezithinfraktion nur geringe Unterschiede bestehen. Wir konnten dies bestätigen (s. S. 14). Roux et al. [154] fanden auch beim Vergleich der Fettsäurekomposition in acetonpräzipitierten und acetonlöslichen Lezithinextrakten keine signifikanten Unterschiede in der Fettsäurezusammensetzung.

Beschaffenheit und Aufarbeitung des Fruchtwassers können die Ergebnisse beeinflussen. Einigkeit herrscht darüber, daß blutkontaminierte und mekoniumhaltige Proben zu hohe L/S-Ratio-Werte ergeben [142] und daß frisch entnommenes Fruchtwasser nach Zentrifugation in gefrorenem Zustand (−20 °C) aufbewahrt werden muß, da bei Zimmertemperatur bereits nach 4 h der Lezithingehalt des Fruchtwassers durch lezithinspaltende Phospholipasen um 20–30% sinkt.

Oulton [139] untersuchte die Einwirkung verschiedener Zentrifugationsgeschwindigkeiten auf den Nachweis von Phospholipiden im Pellet und im Überstand des Fruchtwassers. Die Autorin fand mehr „falsch-niedrige" L/S-Ratio-Werte aus dem Überstand bei höherer Zentrifugationsgeschwindigkeit. Schon bei 750 g wird ein Teil der Phospholipide im Pellet wiedergefunden.

Entscheidend dürfte sein, daß jedes Labor seine eigenen kritischen Grenzwerte der RDS-Gefährdung je nach angewandter Methode und/oder Modifikation selbst bestimmt haben muß.

Andere Methoden dienten der Miniaturisierung und Verringerung des Zeitaufwands für die Bestimmung [101, 107]. Hier war die Beantwortung der

Frage wichtig, ob die Messung der L/S-Area-Ratio (Fleckengröße) bzw. die densitometrische Evaluation (Fleckenintensität) bei phosphorometrischer Bestimmung der Substanzen vergleichbare Ergebnisse bringt. Whitfield [196] fand bei planimetrisch bestimmten L/S-Ratio-Werten zwischen 1,5 und 2 noch in 25% und oberhalb von 2 in keinem Fall mehr ein RDS; auch Fex et al. [62] kommen wie wir zu guten Korrelationen zwischen L/S-Area- und phosphorometrischer L/S-Ratio-Bestimmung. Gebhardt [69] weist darauf hin, daß die verschiedenen Phospholipide sich densitometrisch nach Veraschung auf der Platte, wenn auch geringfügig, unterschiedlich verhalten (s. S. 66 und [136]), findet aber auch eine enge Korrelation zwischen densitometrisch und phosphorometrisch bestimmter L/S-Ratio. Die Kombination von L/S-Ratio mit Kreatininbestimmung im Fruchtwasser [178] oder Nilblausulfatfärbung der Amnionepithelien [124] oder Delta-E450-Bestimmung [129] erbringt keine bessere Aussagekraft der Lungenreifebestimmung.

Singh fand für die Fettsäurezusammensetzung im Fruchtwasser am Termin Myristinsäure mit 9%, Palmitinsäure mit 43%, Stearinsäure mit 9,3% und Ölsäure mit 9,9% vertreten. Das Verhältnis zwischen gesättigten und ungesättigten Fettsäuren betrug etwa 70:30. Bei der Untersuchung des Lezithinfettsäureverteilungsmusters zeigt sich ein eindeutiger Anstieg des Palmitinsäureanteils auf 28% in der 36./37. SSW, während der Stearinsäureanteil von 10% in der 18. SSW ganz leicht auf 7% in der 37./38. SSW sinkt [175]. Diese gegenläufige Veränderung des Palmitin- und Stearinsäureanteils im Lezithin konnten wir und zahlreiche andere Autoren ebenfalls nachweisen [46, 64, 65, 158, 165, 195].

Bei RDS-Fällen ist die Palmitinsäurekonzentration im Fruchtwasser um einen Faktor 10 niedriger als bei reifen Kindern [195], der Palmitinsäureanteil im Lezithin liegt unter 20% [158]. Die 20%-Grenze wird ziemlich genau in der 35. SSW überschritten [46].

Schirar [165] bestätigt die Abnahme des Stearinsäureanteils zwischen 30. und 40. SSW von 13% auf 7% bei gleichzeitiger Zunahme der Palmitinsäurefraktion von 33% auf 51%. Diese Beobachtung findet eine interessante Ergänzung durch Untersuchungen über die Lezithinfettsäurezusammensetzung in Trachealaspiraten von Neugeborenen mit und ohne RDS. In dem Maße, wie Kinder mit RDS von der Erkrankung genesen, steigt innerhalb von Tagen der Palmitinsäureanteil von 58% auf ca. 60%, während der Stearinsäureanteil von 6% auf 4% absinkt [172].

Zahlreiche Arbeiten beschäftigen sich mit dem Vergleich zwischen dem von Clements 1972 beschriebenen Schaumtest (bubble stability test) und der L/S-Ratio [128, 182]. Bei positivem Schaumtest (Bildung stabiler Schäume an der Luftgrenzfläche in höheren Fruchtwasser-Äthanol-Verdünnungsstufen) kann ein RDS mit an Sicherheit grenzender Wahrscheinlichkeit ausgeschlossen werden [152, 153, 166, 194]. Allerdings beträgt die Rate falsch-negativer Resultate (negativer Schaumtest trotz bestehender Lungenreife) etwa 30%. Der Clements-Test ist bei positivem Ausfall durchaus brauchbar, fällt er negativ oder zweifel-

haft aus, muß die Bestimmung der L/S-Ratio durchgeführt werden. Gleiches gilt
für die anderen biophysikalischen Verfahren [119, 127].

Mehrere Autoren [2, 47, 89, 185] konnten eine positive Korrelation zwischen
L/S-Ratio und Kortisolkonzentration im Fruchtwasser zwischen 30. und 40. SSW
feststellen. Fälle mit nachfolgendem RDS wiesen deutlich erniedrigte Fruchtwas-
serkortisolspiegel auf. Insgesamt jedoch ist die individuelle Streuung so groß, daß
in der Bestimmung des Fruchtwasserkortisols auch für den praktischen Gebrauch
keine Alternative zur L/S-Ratio-Bestimmung gesehen werden kann [61]. Mehr
als 24 h zurückliegender vorzeitiger Blasensprung (VBS) führt zum Anstieg der
Kortisolwerte im Fruchtwasser [41, 137].

Alle beschriebenen Methoden haben eine hohe Ausschlußwahrscheinlichkeit
für das RDS (meist über 95%), während die Erkennungswahrscheinlichkeit
(„Sensitivität") zwischen 70% und 100% liegt und besonders die Eintretenswahrscheinlichkeit („Spezifizität") je nach Methode außerordentlich variiert
(17–100%). Tabelle 2 gibt hierzu eine Übersicht.

Tabelle 2. Vorhersagewahrscheinlichkeit des Atemnotsyndroms mit verschiedenen che-
mischen und biophysikalischen Methoden

	Literatur	Erkennungs- wahrschein- lichkeit („sensitivity") [%]	Eintretens- wahrschein- lichkeit („specificity") [%]	Ausschluß- wahrschein- lichkeit [%]
Densitometrie + Acetonfällung	[74] [33] [86] [167]	100	100	100
	[179] [196]	85	52	18
Visuelle Bestimmung	[104] [131] [153]	71	19	97
Phosphorometrie mit Acetonfällung	[133] [134] [135]	100	40	100
Phosphorometrie ohne Acetonfällung	[20] [21] [110]	92 100 83	92 21 63	99 100 95
Schaumtest	[128] [153] [182]	94	17	100
	[155]	78	25	97
Oberflächenspannung	[155]	89	18	99

3 Aktuelle Methoden zur Lungenreifebestimmung

Die Erweiterung der Palette von Lungenreifebestimmungen durch die Beschreibung des „lung profile" von Kulovich et al. [102, 103] hat uns veranlaßt zu prüfen, ob durch die zweidimensionale dünnschichtchromatographische Bestimmung, mit der nicht nur die L/S-Ratio, sondern auch Minorkomponenten der Fruchtwasserphospholipide erfaßt werden, eine Verbesserung der RDS-Vorhersage möglich ist.

Parallel dazu wurde nach ersten ermutigenden Publikationen mit der relativ einfach und schnell durchzuführenden Messung der Fluoreszenzpolarisation im Fruchtwasser [50, 173] eine ganz neue biophysikalische Methode getestet.

Die Ergebnisse werden mit der Standardmethode (L/S-Ratio nach Gluck und Borer) verglichen.

Patientengut

Für den Vergleich der drei aktuellen Lungenreifebestimmungen im Fruchtwasser [eindimensionale L/S-Ratio-Bestimmung nach Gluck und Borer (Standardmethode), zweidimensionale Bestimmung der Phospholipide einschließlich der Minorkomponenten, Mikroviskosimetrie des Fruchtwassers] stand ein Kollektiv von 271 Patientinnen zur Verfügung. Von diesen Patientinnen erhielten wir 311 Fruchtwasserproben zu verschiedenen Zeiten der Schwangerschaft (25.–41. SSW); in einigen Fällen wurde aufgrund besonderer Indikationsstellung mehrfach punktiert. Die Patientinnen wiesen unterschiedliche Schwangerschaftskomplikationen auf, aus denen sich in der Regel auch die Indikation zur Amniozentese ableitete. Am häufigsten war die vorzeitige Wehentätigkeit (52,4%), mit oraler oder intravenöser Tokolyse behandelt (48,7%, n = 132). In 22% (n = 59) war die Indikation zur Amniozentese „elektive Geburtseinleitung" vor Wehenbeginn. Es folgen Fälle mit EPH-Gestose (14%, n = 37) und Mehrlingsschwangerschaften (11%, n = 29). Eine Übersicht über die verschiedenen Kombinationen von Schwangerschaftskomplikationen findet sich in Abb. 16.

Unter den Patientinnen überwogen erstgebärende Frauen mit 54%. Die Verteilungskurve des erreichten Gestationsalters bei Geburt zeigt, daß unser Patientengut ein hinsichtlich Frühgeburtsbestrebung selektiertes Kollektiv darstellt; das Häufigkeitsmaximum des Geburtszeitpunkts liegt in der 37. SSW.

```
   SS  -  KOMPLIKATIONEN
:=====================================================================================

     %      N          H  =     271   PAT.


  29.41     77  *      + . .  . .  . . .4 .5 . . . . . . . . . . . . . . . . . . . . . .
  21.77     59  *      + . .  . .  . .  . .  . .  . .  . .  . .  . .  . .  . .  . .  . .
   7.38     20  *      + .0 .  . .  . .  . .  . .  . .  . .  . .  . .  . .  . .  . .  . .
   6.27     17  *      + . .  . .  . . .3 .4 .5 . . . . . . . . . . . . . . . . . . . .
   5.90     16  *      + . .  . .  '. . .4 .5 .6 . . . . . . . . . . . . . . . . . . . .
   3.69     10  *      + . .  . .  . .  . .  . .  . .  . .  . . 11 . . . . . . . . . . .
   2.58      7  *      + . .  . .  . .  . .  . .7 . . . . . . . . . . . . . . . . . . .
   2.21      6  *      + . .  . .2 . .  . .  . .  . .  . .  . .  . .  . .  . .  . .  . .
   1.48      4  *      + . .  . . .3  '. . . . . . . . . . . . . . . . . . . . . . . . .
   1.48      4  *      + .0 .  . .  . . .4 .5 . . . . . . . . . . . . . . . . . . . . .
   1.48      4  *      + . .  . .  . . .4 .5 . .  . .8 . . . . . . . . . . . . . . . . .
   1.11      3  *      + . .  . .  . .  . .  . .8 . . . . . . . . . . . . . . . . . . .
   1.11      3  *      + . .  . .  . . .4 . . . . . . . . . . . . . . . . . . . . . . .
    .74      2  *      + . .  . .  . .  . .6 . . . . . . . . . . . . . . . . . . . . . .
    .74      2  *      + .0 .1 . .  . .  . .  . .  . .  . .  . .  . .  . .  . .  . .  . .
    .74      2  *      + .0 .  . .  . . .4 . . . . . . . . . . . . . . . . . . . . . . .
    .74      2  *      + . .  . . .3 .4  . .  . .  . .  . .  . .  . .  . .  . .  . .  . .
    .74      2  *      + . .  . .2 . .  . .  . .  . .  . . 11 . . . . . . . . . . . . . .
    .74      2  *      + .0 .  . .  . . .4 .5 .6 . . . . . . . . . . . . . . . . . . . .
    .74      2  *      + . .  . . . .  . .  . .  . .  . .  . .  . .  . .  . . 13 . . . .
    .74      2  *      + . .  . .  . . .4 .5 . . . . . . . . 11 . . . . . . . . . . . .
    .74      2  *      + . .  . .  . . .4 .5 .6 . .8 . . . .  . .  . .  . .  . .  . .  . .
    .74      2  *      + . .  . .  . . .4 . . . . . . . . 10 . . . . . . . . . . . . . .
    .37      1  *      + . .  . .3 . .  . .  . .  . . 11 . . . . . . . . . . . . . . . .
    .37      1  *      + . .  . .2 . .  . .6 . . . . . . . . . . . . . . . . . . . . . .
    .37      1  *      + .0 .1 . .  . .  . .  . .  . . 11 . . . . . . . . . . . . . . . .
    .37      1  *      + . .  . .  . .  . .  . .  . .9 . . . . . . . . . . . . . . . . .
    .37      1  *      + . .  . .  . .  . .  . .  . .  . .  . .  . .  . . . .  . . . . 14
    .37      1  *      + . .  . .  . .  . .  . .  . .  . .  . . 12 . . . . . . . . . . .
    .37      1  *      + . .  . .2 . . .4 .5 . . . . . . . . . . . . . . . . . . . . . .
    .37      1  *      + . .  . .  . . .4 .5 . .7 . . . . . . . . . . . . . . . . . . .
    .37      1  *      + . .  . .  . .  . .7 . . . . 11 . . . . . . . . . . . . . . . .
    .37      1  *      + . .  . .  . . .4 .5 . . . . . .9 . . . . . . . . . . . . . . .
    .37      1  *      + .0 .  . . .3  . .  . .  . .  . .  . .  . .  . .  . .  . .  . .  . .
    .37      1  *      + . .1 . .  . .  . .  . .8 . . . . 11 . . . . . . . . . . . . . .
    .37      1  *      + . .1 . .  . .  . .  . .  . .  . .  . .  . .  . .  . .  . .  . .
    .37      1  *      + . .  . . .3 .4 .5 .6 . . . . . . . . . . . . . . . . . . . . .
    .37      1  *      + .0 .  . .  . .  . .5 . . . . . . . . . . . . . . . . . . . . . .
    .37      1  *      + . .  . .  . . .4 . .  . .6 . . . . . . . . . . . . . . . . . . .
    .37      1  *      + .0 .  . . .3 .4 .5 . . . . . . . . . . . . . . . . . . . . . .
    .37      1  *      + .0 .  . . .3 .4 .5 .6 . . . . . . 10 . . . . . . . . . . . . . .
    .37      1  *      + . .  . .  . . .4 . . . . . . . . 11 . . . . . . . . . . . . . .
    .37      1  *      + .0 .  . . .3 .4 .5 .6 . . . . . . . . . . . . . . . . . . . . .
    .37      1  *      + .0 .  . .2 . . . . . . . . . . . . . . . . . . . . . . . . . .
```

Abb. 16. Indikationen zur Amniozentese. Erklärung der Ziffernsymbole: *0* = EPH-Gestose, *1* = latenter (Gestations-)Diabetes, *2* = insulinpflichtiger Diabetes, *3* = Mehrlingsschwangerschaft, *4* = vorzeitige Wehentätigkeit, *5* = Tokolyse, *6* = Kortikoidbehandlung, *7* = Rh-Inkompatibilität, *8* = Placenta praevia, *9* = Abruptio placentae, *10* = intrauteriner Infekt, *11* = elektive Sectio vor Wehenbeginn (meist wegen Beckenendlage), *12* = Hydramnion, *13* = M. Werlhoff, *14* = Mammakarzinom; *2. waagrechte Zeile* (ohne Ziffer) = elektive Einleitung vor Wehenbeginn

Etwa ein Drittel der Patientinnen (87 von 271) entbanden vor der 36 + 0 SSW,
45% vor der 37 + 0 SSW (Abb. 17).

```
 N        0           5          10          15         20 %

          +----+----+----+----+----+----+----+----+----+---
     24   +         .           .           .           .
  1  25   +         .           .           .           .
  1  26   +         .           .           .           .
     27   +         .           .           .           .
  2  28   +         .           .           .           .
  4  29   +]]       .           .           .           .
  3  30   +]]       .           .           .           .
  4  31   +]]       .           .           .           .
  6  32   +]]]]     .           .           .           .
  8  33   +]]]]]    .           .           .           .
 26  34   +]]]]]]]]]]]]]]]]]]].              .           .
 32  35   +]]]]]]]]]]]]]]]]]]]]]]]]]]        .           .
 35  36   +]]]]]]]]]]]]]]]]]]]]]]]]]]]]]     .           .
 52  37   +]]]]]]]]]]]]]]]]]]]]]]]]]]]]]]]]]]]]]]]]]]] .
 34  38   +]]]]]]]]]]]]]]]]]]]]]]]]]]]]]]]]]]]   .       .
 35  39   +]]]]]]]]]]]]]]]]]]]]]]]]]]]]]]        .       .
 19  40   +]]]]]]]]]]]]]]]]     .               .       .
  7  41   +]]]]]    .           .               .       .
  2  42   +         .           .               .       .
     43   +         .           .               .       .
          SSW
```

Abb. 17. Gestationsalter bei der Entbindung

Die Frequenz von Spontangeburten betrug 55,4%, von primärer Sectio
29,2%, von Sectio sub partu 8% und Zangenentbindung 7,4%.

Die Verteilungskurve der Geburtsgewichte, ohne Berücksichtigung der
Perzentile, zeigt einen breiten Gipfel zwischen 2200 und 3200 g mit einem
mittleren Geburtsgewicht von 2700 g (Abb. 18); 37% der Kinder (99 von 271)
wogen weniger als 2500 g, wiederum ohne Berücksichtigung der Perzentile. Bei
11,9% der Kinder lag eine ausgeprägte (Perzentile $\leq$ 5), in weiteren 12,3%
(Perzentile > 5 und $\leq$ 10) eine mäßiggradige intrauterine Wachstumsretardierung
vor.

Auch die Verteilung der Apgar-Scores nach 1, 5 und 10 min zeigt eine für
dieses Risikokollektiv typische Verteilung. Nach 1 min betrug bei 32,1% der
Kinder die Apgar-Zahl $\leq$ 7, nach 5 min bei 17,4%, nach 10 min immer noch bei
6,3% der Kinder. Schwere Acidosen (pH in der Nabelschnurarterie $\leq$ 7,10)
wurden bei 8 Kindern (3,2%) gefunden, leichte Acidosen (pH > 7,10 $\leq$ 7,20)
waren bei 38 Kindern (15,3%) nachweisbar. Von den 271 beobachteten Kindern
starben 12 perinatal oder in der Neonatalperiode (4,4%).

Die Todesursachen waren: in 2 Fällen intrauteriner Fruchttod (1 Nabel-
schnurstrangulation, 1 Eklampsie und diabetisches Koma), 2 Zwerchfell-
aplasien, 1 Mehrlingsspätabort in der 25. SSW, 1 Vitium cordis (AV-Kanal),
1 RDS III mit konsekutiver Subarachnoidalblutung, in 5 Fällen RDS IV.

```
 N        g     0        5 %        10 %        15 %        20 %

                 +----+----+----+----+----+----+----+----+----+---
         500 +          .           .           .           .
 2       600 +          .           .           .           .
         700 +          .           .           .           .
         800 +          .           .           .           .
         900 +          .           .           .           .
 1      1000 +          .           .           .           .
 2      1100 +          .           .           .           .
 3      1200 + ]]       .           .           .           .
 2      1300 +          .           .           .           .
 2      1400 +          .           .           .           .
 2      1500 +          .           .           .           .
 1      1600 +          .           .           .           .
 4      1700 + ]]       .           .           .           .
 3      1800 + ]]       .           .           .           .
 7      1900 + ]]]]]    .           .           .           .
11      2000 + ]]]]]]]] .           .           .           .
 9      2100 + ]]]]]]   .           .           .           .
14      2200 + ]]]]]]]]]]            .           .           .
17      2300 + ]]]]]]]]]]]]          .           .           .
21      2400 + ]]]]]]]]]]]]]]]]      .           .           .
 9      2500 + ]]]]]]   .           .           .           .
18      2600 + ]]]]]]]]]]]]]]        .           .           .
17      2700 + ]]]]]]]]]]]]          .           .           .
 9      2800 + ]]]]]]   .           .           .           .
17      2900 + ]]]]]]]]]]]]          .           .           .
14      3000 + ]]]]]]]]]]            .           .           .
16      3100 + ]]]]]]]]]]]           .           .           .
14      3200 + ]]]]]]]]]]            .           .           .
11      3300 + ]]]]]]]] .           .           .           .
13      3400 + ]]]]]]]]].            .           .           .
 7      3500 + ]]]]]    .           .           .           .
 4      3600 + ]]       .           .           .           .
 4      3700 + ]]       .           .           .           .
 5      3800 + ]]]      .           .           .           .
 5      3900 + ]]]      .           .           .           .
 2      4000 +          .           .           .           .
 1      4100 +          .           .           .           .
 3      4200 + ]]       .           .           .           .
 1      4300 +          .           .           .           .
        4400 +          .           .           .           .
        4500 +          .           .           .           .
```

Abb. 18. Geburtsgewichte ohne Berücksichtigung der Perzentile

Es erkrankten 24 Kinder (8,8%) an einem idiopathischen Atemnotsyndrom, 6 Kinder mit RDS Stadium III und IV starben an den Folgen der Erkrankung.

Fruchtwasseruntersuchungen zur Phospholipidbestimmung führten wir zwischen der 25. und 41. SSW mit einem Häufigkeitsmaximum zwischen der 34. und 36. SSW durch (Abb. 19); 124 der 311 Fruchtwasserproben wurden innerhalb von 72 h vor der Entbindung gewonnen. Die Ergebnisse dieser Proben werden immer dann herangezogen werden, wenn zwischen Ergebnis der Fruchtwasseruntersuchung und Atemnotsyndrom des Neugeborenen verglichen wird (Abb. 20).

```
 N          0           5 %         10 %         15 %         20 %

           +----+----+----+----+----+----+----+----+----+----+---
     24    +              .            .            .            .
 1   25    +              .            .            .            .
 1   26    +              .            .            .            .
 1   27    +              .            .            .            .
 4   28    + ]]           .            .            .            .
10   29    + ]]]]]]       .            .            .            .
15   30    + ]]]]]]]]].   .            .            .            .
15   31    + ]]]]]]]]].   .            .            .            .
18   32    + ]]]]]]]]]]]  .            .            .            .
20   33    + ]]]·]]]]]]]]] .           .            .            .
48   34    + ]]]]]]]]]]]]]]]]]]]]]]]]]]]]]]]]]]]]]  .
54   35    + ]]]]]]]]]]]]]]]]]]]]]]]]]]]]]]]]]]]]]]]]]]  .
50   36    + ]]]]]]]]]]]]]]]]]]]]]]]]]]]]]]]]]]]]]]]]]  .
29   37    + ]]]]]]]]]]]]]]]]]]]]]]]  .            .            .
24   38    + ]]]]]]]]]]]]]]]]]]  .            .            .
12   39    + ]]]]]]]]  .            .            .            .
 8   40    + ]]]]]]    .            .            .            .
 1   41    +              .            .            .            .
     42    +              .            .            .            .
     43    +              .            .            .            .
     SSW
```

Abb. 19. Zeitpunkt der Amniozentese (SSW)

3.1 Lezithin/Sphingomyelin-Ratio (Standardmethode)

Die L/S-Ratio steigt im Laufe des letzten Schwangerschaftsviertels deutlich an. Vor der 29. Woche liegt im Gesamtkollektiv kein L/S-Ratio-Wert über 2, nach der 36. SSW stellen Werte unter 2 die absolute Ausnahme dar (Abb. 21). Es besteht zwischen der 30. und 37. Woche eine hochsignifikante Korrelation zwischen L/S-Ratio und Gestationsalter (r = 0,5749), wobei ab der 33. SSW, noch deutlicher ab der 34. SSW, L/S-Ratio-Werte ≥ 2 überwiegen (Tabelle 3).

28   Aktuelle Methoden zur Lungenreifebestimmung

```
N   Tage  0           5%         10%        15%        20%

          +----+----+----+----+----+----+----+----+----+----+---
54     0  +]]]]]]]]]]]]]]]]]]]]]]]]]]]]]]]]]]]]]]]]]
35     1  +]]]]]]]]]]]]]]]]]]]]]]]]]]
19     2  +]]]]]]]]]]]]]
16     3  +]]]]]]]]]]]
18     4  +]]]]]]]
16     5  +]]]]]]]]]]]
 9     6  +]]]]]
 7     7  +]]]]
 8     8  +]]]]]
 5     9  +]]]
10    10  +]]]]]]
11    11  +]]]]]]]
 9    12  +]]]]]
 5    13  +]]]
 3    14  +
 4    15  +]]
 2    16  +
 4    17  +]]
 8    18  +]]]]]]
 8    19  +]]]]]]
 2    20  +
 1    21  +
 4    22  +]]
 1    23  +
 4    24  +]]
      25  +
 1    26  +
 2    27  +
 3    28  +
 3    29  +
 5    30  +]]]
 3    31  +
 2    32  +
 1    33  +
 1    34  +
      35  +
 1    36  +
      37  +
      38  +
      39  +
 1    40  +
 2    41  +
 1    42  +
 1    43  +
 1    44  +
28    45  +]]]]]]]]]]]]]]]]]]]
```

Abb. 20. Abstand zwischen Amniozentese und Geburt (Tage)

Tabelle 3. Verteilung der L/S-Ratio-Werte im Gesamtkollektiv (n = 304 Proben) zwischen 25. und 41. SSW

SSW	25	27	28	29	30	31	32	33	34	35	36	37	38	39	40	41
L/S $\geq$ 2	–	–	–	1	4	5	4	11	38	49	47	27	23	11	8	1
L/S < 2	1	1	2	9	11	9	14	8	9	4	3	2	1	1	–	–

```
  N         0       1,00       2,00       3,00       4,00
                                                                    L/S
          +----+----+----+----+--⌐--+----+----+----+----+----+---
     24 +                        |
  1  25 +                    1   ;
     26 +                        |
  1  27 +                  1     |
  2  28 +                1    1  ;
 10  29 +          11121      11 |1
 15  30 +       2 1 12      32 ;12      1
 14  31 +         21   411  11 11          1
 18  32 +         111232121 ; 2         1              1
 19  33 +          1 111221211  212      1
 47  34 +            111213 |43  1235  13522  2 12              1
 53  35 +         1   1  11382623114212121321  1 1
 50  36 +                  3244414224  36  21211      1         1
 29  37 +              1   111 212 1    11121121    211111 1 1
 24  38 +              1   |  2  2    2   2221122   111
 12  39 +                1 ;          1    1      2 2 2  1
  8  40 +                  |              1   1   11       11   11
  1  41 +                  ;
     42 +                  |
     43 +                  |
         SSW
```

Abb. 21. L/S-Ratio (Standardmethode). Verteilung der Werte zwischen 25. und 41. Woche

3.2 Fluoreszenzpolarisation (Mikroviskosimetrie) des Fruchtwassers

Der P-Wert als Maß für die Mikroviskosität des Fruchtwassers aus identischen Fruchtwasserproben zeigt eine fallende Tendenz. P sinkt im Verlauf der Gravidität zwischen 30. und 40. SSW eindeutig und signifikant ab ($r = -0,4467$). Vor der 28. SSW wird kein Wert unter 0,310 gemessen, nach der 36. SSW stellen Werte über 0,310 die Ausnahme dar (Abb. 22). Auch für den P-Wert liegt der Zeitpunkt der Konversion von Werten über 0,310 zu Werten unter 0,310 zwischen der 34. und 36. SSW (Tabelle 4). Dabei ist die Geschwindigkeit der Veränderung geringer als dies für die L/S-Ratio im gleichen Zeitraum der Fall ist.

Tabelle 4. Verteilung der P-Werte $\geq 0,310$ (n = 305 Proben) im Gesamtkollektiv zwischen 25. und 41. SSW. Von der 34. SSW an überwiegend P-Werte $\leq 0,310$

SSW	25	26	27	28	29	30	31	32	33	34	35	36	37	38	39	40	41
> 0,310	1	1	1	2	9	8	9	13	12	14	28	19	9	5	1	1	–
≤ 0,310	–	–	–	1	1	6	5	5	8	33	25	31	19	19	11	6	1

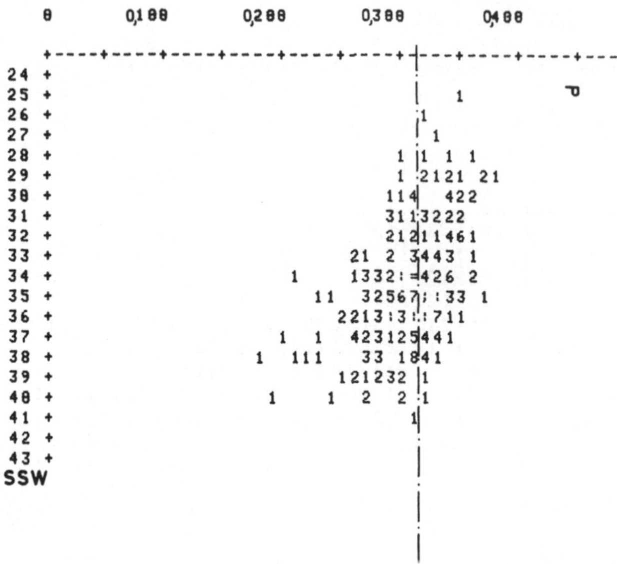

Abb. 22. P-Wert (Fluoreszenzpolarisation). Verteilung der Werte zwischen 25. und 41. SSW (: 10, ; 11, = 13)

3.3 Zweidimensionale Trennung der Fruchtwasserphospholipide

In 145 Fruchtwasserproben wurden die verschiedenen Phospholipidfraktionen durch zweidimensionale dünnschichtchromatographische Trennung mit anschließender densitometrischer Evaluation gemessen.

Der prozentuale Anteil der Phospholipideinzelfraktionen an dem Gesamtphospholipidgehalt sowie zwei Quotienten, L/S-Ratio (zweidimensional) und Phosphatidylinositol/Phosphatidylserin(PI/PS)-Ratio, wurden bestimmt.

Sphingomyelin (Sph)

Der Sphingomyelinanteil an der Gesamtphospholipidfraktion zeigt eine straffe Korrelation zum Gestationsalter. Mit Zunahme der Schwangerschaftsdauer sinkt der Sphingomyelinanteil deutlich ab (r = −0,4999) von > 25% vor der 34. SSW auf etwa 15% in der 38. SSW (Abb. 23).

In einer Reihe von Proben läßt sich neben dem Sphingomyelinspot eine zweite Sphingomyelinfraktion nachweisen, die sich hinsichtlich ihres R_f-Wertes in der ersten Dimension nicht, in der zweiten Dimension aber durch Verschiebung nach links von der Sphingomyelin-I-Fraktion abtrennt. Diese Substanzmenge (Sph-II) beträgt im Mittel, wenn überhaupt nachweisbar, nur 5–10% der Gesamtphospholipidfraktion (Abb. 24). Wir können nicht beantworten, in welchen Fällen eine Auftrennung in zwei Sphingomyelinspots erfolgt. Auch die Literatur schweigt sich hierüber aus.

```
 N          0       15,0 %     30,0 %      45,0 %      60,0 %       7
            +----+----+----+----+----+----+----+----+----+----+---
       24   +                                                        S
  1    25   +                    1                                   P
  1    26   +          1                                             H
  1    27   +                             1                          I
  4    28   +                       1 1 1       1
  8    29   + 1                             1 1 1       1      21
 13    30   +       1     1 111 1   1      1      11   11      1
 11    31   +          1              1        13 11       1 11
  9    32   +     1       1       11      1 1       1 1                    1
  8    33   +       1       1     1       1     11       1        1
 21    34   +       4111112 11321      11
 23    35   + 1211221   1 312 1 1 2      1
 17    36   + 1     2 32 131 1 1 1            1
  8    37   + 1     1   211 1          1
 11    38   + 2213   1     1                                      1
  6    39   + 112 1                    1
  2    40   + 1           1
  1    41   +       1
       42   +
       43   +
          SSW
```

Abb. 23. Prozentualer Sphingomyelin-(I)-Anteil an der Gesamtphospholipidfraktion zwischen 25. und 41. SSW

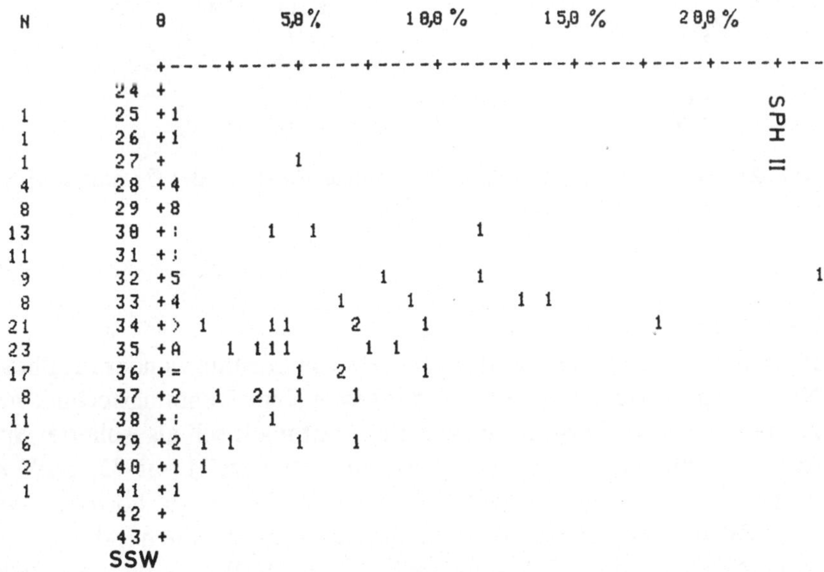

```
 N          0        5,0 %      10,0 %       15,0 %      20,0 %
            +----+----+----+----+----+----+----+----+----+----+---
       24   +                                                        S
  1    25   +1                                                       P
  1    26   +1                                                       H
  1    27   +             1                                          II
  4    28   +4
  8    29   +8
 13    30   +:           1    1                1
 11    31   +;
  9    32   +5                        1           1                    1
  8    33   +4                1        1              1 1
 21    34   +> 1        11         2        1                    1
 23    35   +A     1 111         1 1
 17    36   +=             1    2         1
  8    37   +2 1    21 1       1
 11    38   +:         1
  6    39   +2 1 1       1        1
  2    40   +1 1
  1    41   +1
       42   +
       43   +
          SSW
```

Abb. 24. Prozentualer Sphingomyelin-(II)-Anteil an der Gesamtphospholipidfraktion zwischen 25. und 41. SSW (: 10, ; 11, = 13, > 14, A 17)

32   Aktuelle Methoden zur Lungenreifebestimmung

Lezithin

Das acetonpräzipitable Lezithin (Lec, PC) stellt die quantitativ stärkste Phospholipidfraktion im Fruchtwasser dar. Der prozentuale Anteil des acetonfällbaren Lezithins verändert sich zwischen 30. und 40. SSW nicht deutlich (r = 0,1149) und liegt zwischen 40 und 60% (Abb. 25). Dies steht im Gegensatz zu früheren eigenen Untersuchungen (s. S. 13), wobei zu beachten ist, daß mit der eindimensionalen Technik PI (s. u.) in der Regel nicht von der Lezithinfraktion abgetrennt werden kann, so daß ein Summationseffekt (Lec + PI) zustande kommt.

```
 N            0        2 0,0 %      4 0,0 %      6 0,0 %      8 0,0 %

           +----+----+----+----+----+----+----+----+----+---
      24 +
 1    25 +                                   1                      L
 1    26 +                                     1                     E
 1    27 +                                  1                        C
 4    28 +                        1     1 1          1
 8    29 +              1     1 111 1        1                          1
13    30 +        1    21          2    1 1    2      1   11
11    31 +                  2     11 211          11        1
 9    32 +  1                    1 1      1 1121
 8    33 +                21       111 1   1
21    34 +                    2    12121    1211  3 1    2          1
23    35 +1               1 13 11    21 41 11  12 11
17    36 +                    11121 2        31 1     1 11    1
 8    37 +                  1     1 1   1 11    1   1
11    38 +                11           222      1          1          1
 6    39 +                          2 111      1
 2    40 +                            1                1
 1    41 +                          1
      42 +
      43 +
    SSW
```

Abb. 25. Acetonfällbares Lezithin. Prozentualer Anteil an der Gesamtphospholipidfraktion zwischen 25. und 41. SSW

Phosphatidylinositol

Phosphatidylinositol (PI) ist das oberhalb von Lezithin wandernde Phospholipid. Nur durch Anwendung der zweidimensionalen Trennungstechnik gelingt die Abtrennung vom Lezithin so, daß PI densitometrisch als isolierter Spot erfaßt werden kann. Die Phosphatidylinositolfraktion zeigt zur 35. SSW hin einen ansteigenden Verlauf und erreicht in dieser Woche die höchsten Werte. Zur 40. SSW hin scheinen die Werte wieder etwas abzunehmen (Abb. 26). Das deutliche Absinken des PI-Anteils nach der 36. SSW, wie es von Hallman [83] beschrieben wurde, ist in unseren Untersuchungen nicht so eindeutig nachzuweisen.

```
N          0        1 0,0%      2 0,0%      3 0,0%      4 0,0%

           +----+----+----+----+----+----+----+----+----+---
       24  +                                                    PI
   1   25  +             1
   1   26  +          1
   1   27  +1
   4   28  +21                    1
   8   29  +6   1    1
  13   30  +6 1 1 1   21        1
  11   31  +5 1          21    1   1
   9   32  +4 1     2         1          1
   8   33  +3     11     11              1
  21   34  +71      111 12   1      211        1       1
  23   35  +3111      11 4 111     1      3      2      1              1
  17   36  +5   11 11 1   2   1 11 1      1
   8   37  +3              2   11              1
  11   38  +4        .          1 12111
   6   39  +       1 111          11
   2   40  +1                    1
   1   41  +                        1
       42  +
       43  +
      SSW
```

Abb. 26. Phosphatidylinositol. Prozentualer Anteil an der Gesamtphospholipidfraktion zwischen 25. und 41. SSW

Phosphatidylserin (PS), Phosphatidyläthanolamin (PE)

Weder für die Phosphatidylserinfraktion noch für die Phosphatidyläthanolaminfraktion im Fruchtwasser läßt sich eine deutliche Veränderung im Verlauf der Spätschwangerschaft nachweisen. Der mittlere prozentuale Anteil von PS beträgt 5–10%, von PE um 5%. Eine ansteigende Tendenz zum Termin hin läßt sich für beide Phospholipidfraktionen nachweisen, erreicht jedoch keine Signifikanz.

Phosphatidylglycerol

Phosphatidylglycerol (PG) gilt seit den Arbeiten von Hallman [82], Kulovich und Gluck [102, 103] als das neben Dipalmityllezithin funktionell wichtigste Phospholipid im fetalen und Neugeborenensurfactant. Der Nachweis im Fruchtwasser ist erst durch die Anwendung der zweidimensionalen dünnschichtchromatographischen Trennung nach Alkalisierung des Kieselgels mit Ammoniumsulfat (s. S. 64), die zu einer Trennung der polaren Phospholipide führt, möglich geworden. Durch die von Hallman [82] mitgeteilte und von Obladen [136] für Trachealsekret verwendete Trennungstechnik ist PG identifizierbar geworden.

Im Gegensatz zu anderen Phospholipiden wird PG, von Ausnahmen abgesehen (Abb. 27), erst relativ spät im Fruchtwasser nachweisbar. Bis zur 35. SSW überwiegen Fälle, in denen PG nicht oder nur in Spuren gefunden wird. Erst ab der 38. SSW überwiegt der Anteil von Fällen (15 von 19), bei denen der PG-Anteil mehr als 0,5% der Gesamtphospholipidfraktion ausmacht (Tabelle 5).

```
 N          0        5,0%      10,0%      15,0%      20,0%

            +----+----+----+----+----+----+----+----+----+----
       24   +                                                    PG
  1    25   +1
  1    26   +1
  1    27   +1
  4    28   +4
  8    29   +7              1
 13    30   +:       1              1           1
 11    31   +8           1              1           1
  9    32   +8                1
  8    33   +7                     1
 21    34   +? 11       1           1    1  1
 23    35   +? 1 11 2                        1  1
 17    36   +<1      2  1              1
  8    37   +4     1   1                   11
 11    38   +211       1   1        211       1
  6    39   +2        1              1  1     1
  2    40   +     1                         1
  1    41   +              1
       42   +
       43   +
          SSW
```

Abb. 27. Phosphatidylglycerol. Prozentualer Anteil an der Gesamtphospholipidfraktion
zwischen 25. und 41. SSW (: 10, < 12, ? 15)

Tabelle 5. Verteilung der PG-Werte (% der Gesamtphospholipidfraktion) unter und über
0,5%. Gesamtkollektiv (n = 145 Proben)

SSW	≤ 30	31	32	33	34	35	36	37	38	39	40	41
PG < 0,5%	24	8	8	7	15	16	12	4	2	2	–	–
PG ≥ 0,5%	4	3	1	1	6	7	5	4	9	4	1	1

Lezithin/Sphingomyelin-Ratio (zweidimensional)

Die nach zweidimensionaler dünnschichtchromatographischer Trennung bestimmte L/S-Ratio, in die zuvor zusätzlich der Acetonfällungsschritt eingebaut
ist, zeigt die erwartete signifikante Korrelation zur Schwangerschaftsdauer (r =
0,3636). L/S-Ratio-Werte unter 2 überwiegen vor der 33. SSW; mit wenigen
Ausnahmen werden L/S-Ratio-Werte von 2 und mehr nach der 35. SSW
bestimmt (Abb. 28).

Phosphatidylinositol/Phosphatidylserin-Ratio (PI/PS-Ratio)

Die PI/PS-Ratio erreicht in der 34.–36. SSW ihr Maximum (Abb. 29). Als
Grenzwert wurde von Hallman [82] für Fruchtwasser und später von Obladen .

```
N           0        2,000        4,000        6,000        8,000      10,0
            +----+----+----+----+----+----+----+----+----+----+---
     24  +              |                                             L
  1  25  +              |      1                                      /
  1  26  +              |              1                              S
  1  27  +        1     .                                             
  4  28  +          11  1| 1                                          2
  8  29  +     1311  1  .                                             -
 13  30  + 1111112  | 1      211                                     D
 11  31  +     1321  21                           1                  I
  9  32  +1    1113 |1 1                                             M
  8  33  +   11 112 ; 11                                             .
 21  34  +      1211|3 11      1 1 121    1      1          1
 23  35  +1    112  ; 221  4    1 21              1i    1  2
 17  36  +      1 1 | 1241 1      11          1        1 1        1
  8  37  +         |11 12   1 1                      1
 11  38  +  1      |    11              1    1 11          1
  6  39  +     1   |          1  1        1            11
  2  40  +        |              1                      1
  1  41  +        |            1
     42  +        |
     43  +        |
    SSW           |
                  |
```

Abb. 28. L/S-Ratio (zweidimensional) zwischen 25. und 41. SSW

```
N           0       1,000        2,000        3,000        4,000
            +----+----+----+----+----+----+----+----+----+----+---
     24  +          |                                              P
  1  25  +          |                                              I
  1  26  +          |   1                                          /
     27  +          |                                              P
  4  28  +2         | 1                              1             S
  5  29  +2 1       | 1
 11  30  +4    1    | 2                              1
  5  31  +2         .        1
  4  32  +1    1    | 1
  9  33  +4         |           1                        1
 22  34  +2   1 1   |14111 1         3      1      1
 22  35  +111       !12 1    1   1      1     2  11      1      1
 16  36  +3       1|1 31   1    1              1
  8  37  +2        | 1      2        1  1      1
 10  38  +2        | 1          2  111 1        1
  5  39  +         | 1  1 1                          1
  1  40  +         |              1
  1  41  +         .                    1
     42  +         |
     43  +         |
    SSW
```

Abb. 29. PI/PS-Ratio zwischen 25. und 41. SSW

für Trachealsekret [136] ein PI/PS-Ratio-Wert von 0,9 vorgeschlagen. Da die PS-Fraktion relativ geringfügige Veränderung im Spätschwangerschaftsverlauf zeigt, ist zu erwarten, daß sich letztlich in der PI/PS-Ratio die Veränderung der Phosphatidylinositolfraktion niederschlägt. Hohe Werte ($> 0,9$) für PI/PS gegenüber früheren und späteren Zeitpunkten finden wir ähnlich wie für die PI-Fraktion in der 34. und 35. SSW.

3.4 Fruchtwasserphospholipidparameter bei nachfolgendem Atemnotsyndrom des Neugeborenen

Angesichts der rasch möglichen, innerhalb von wenigen Stunden oder Tagen ablaufenden Veränderungen der Phospholipidparameter zu bestimmten Zeiten der Schwangerschaft, besonders zwischen der 33. und 36. SSW, dürfen für die Frage nach Übereinstimmung zwischen dem Ergebnis der Fruchtwasseranalyse und dem Auftreten des RDS des Neugeborenen nur solche herangezogen werden, die innerhalb von 72 h vor der Geburt des Kindes gewonnen wurden.

In unserem Kollektiv waren von 311 Fruchtwasserproben 122 innerhalb von 72 h vor der Geburt entnommen worden: L/S-Ratio (Standardmethode) und Mikroviskosität des Fruchtwassers konnten in 121 Fällen bestimmt werden, die Phospholipideinzelfraktionen (zweidimensional) in 68 Fällen.

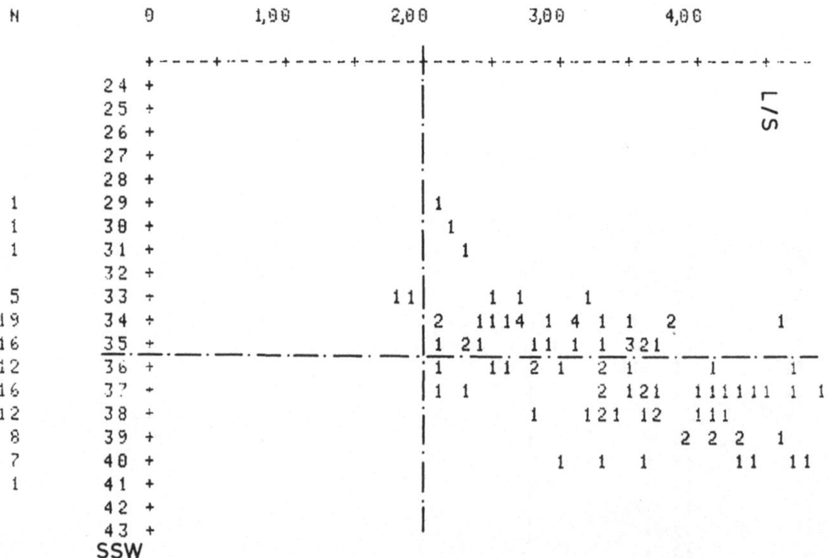

Abb. 30. L/S-Ratio (eindimensional). Zeitspanne zwischen Amniozentese und Geburt (Δt Amniozentese – Geburt) $\leq$ 72 h; kein RDS

Lezithin/Sphingomyelin-Ratio (Standardmethode)

Von 121 Fällen, bei denen eine L/S-Ratio-Bestimmung aus dem Fruchtwasser weniger als 72 h vor der Geburt durchgeführt werden konnte, entwickelten 99 Kinder kein RDS, 22 Kinder ein RDS. Die Verteilung der L/S-Ratio-Werte für Kinder *ohne* nachfolgendes RDS geht aus Abb. 30 hervor: Abgesehen von zwei Fällen (von 99) liegt die L/S-Ratio über 2, während sie bei Kindern mit nachfolgendem RDS in 17 von 22 Fällen weniger als 2 beträgt. Bis auf eine Ausnahme traten alle RDS-Fälle vor der 35 + 6 SSW auf (Abb. 31). Der Zusammenhang zwischen L/S-Ratio < 2 und Auftreten des RDS ist sowohl bei der Beurteilung aller Fälle ($\chi^2 = 77{,}007$) als auch bei der Beurteilung der Fälle ($\leq 35 + 6$ SSW) ($\chi^2 = 39{,}352$) eindeutig.

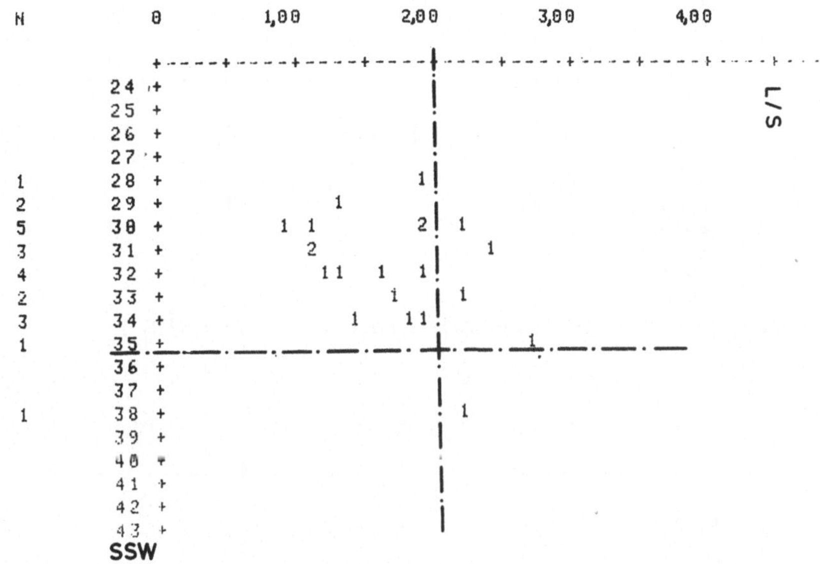

Abb. 31. L/S-Ratio (eindimensional). Δt Amniozentese – Geburt ≤ 72 h; RDS

Fluoreszenzpolarisation des Fruchtwassers

Auch die Mikroviskositätswerte im Fruchtwasser unterscheiden sich, wenn alle Fälle, die ≤ 72 h vor der Geburt punktiert wurden, herangezogen werden, hinsichtlich der RDS-Vorhersage signifikant ($\chi^2 = 9{,}029$). Betrachtet man allerdings nur die Proben, die vor der (35 + 6). SSW, also zu einem Zeitpunkt erhöhter RDS-Gefährdung, entnommen wurden, so besteht diese Signifikanz nicht mehr. Die Verteilung der P-Werte über und unter 0,310 ist im Kollektiv der Kinder mit nachfolgendem RDS praktisch gleich (Abb. 32 und 33). Insofern gewinnt die Bestimmung der Mikroviskosität den Charakter einer (nicht ganz optimalen) Ausschlußdiagnostik: Von 32 Kindern mit P-Werten $\leq 0,310$ entwikkelten 23 kein RDS, dagegen 9 ein RDS (vor der 35 + 6 SSW); ohne Berücksichtigung des Gestationsalters von 79 Kindern 69 Kinder *kein* RDS, dagegen 10 Kinder ein RDS.

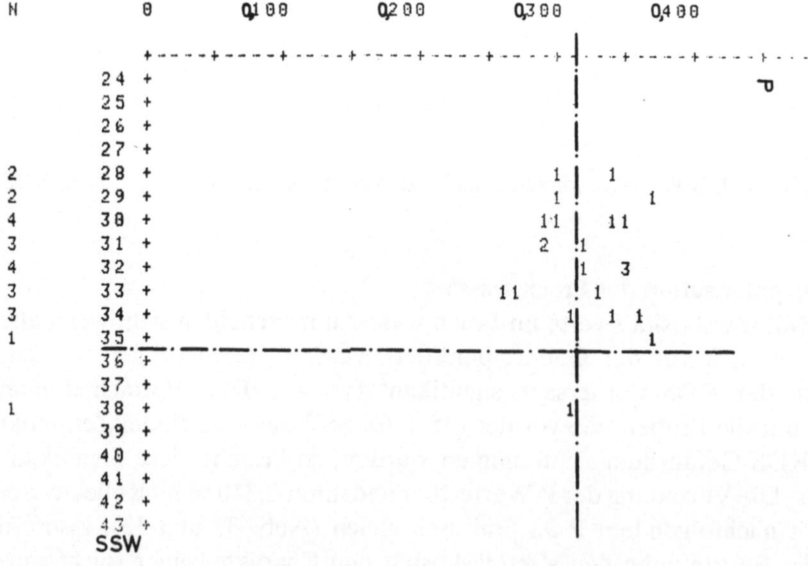

Abb. 32. P-Wert. Δt Amniozentese – Geburt ≤ 72 h; kein RDS

Abb. 33. P-Wert. Δt Amniozentese – Geburt ≤ 72 h; RDS

Lezithin/Sphingomyelin-Ratio
(Zweidimensionale Trennung)

Für die zweidimensional bestimmte L/S-Ratio ergibt sich ebenso wie für die
– rascher zu bestimmende – Standard-L/S-Ratio ein signifikanter Zusammen-

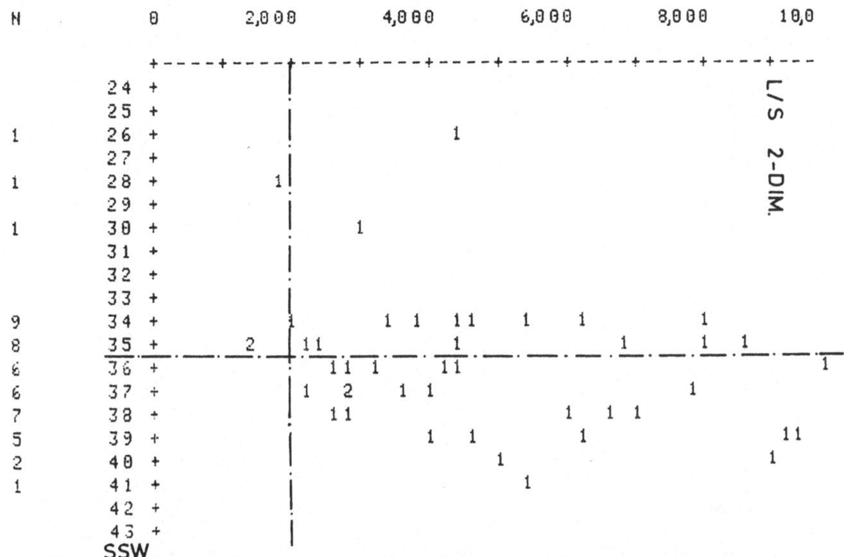

Abb. 34. L/S-Ratio (zweidimensional). Δt Amniozentese – Geburt ≤ 72 h; kein RDS

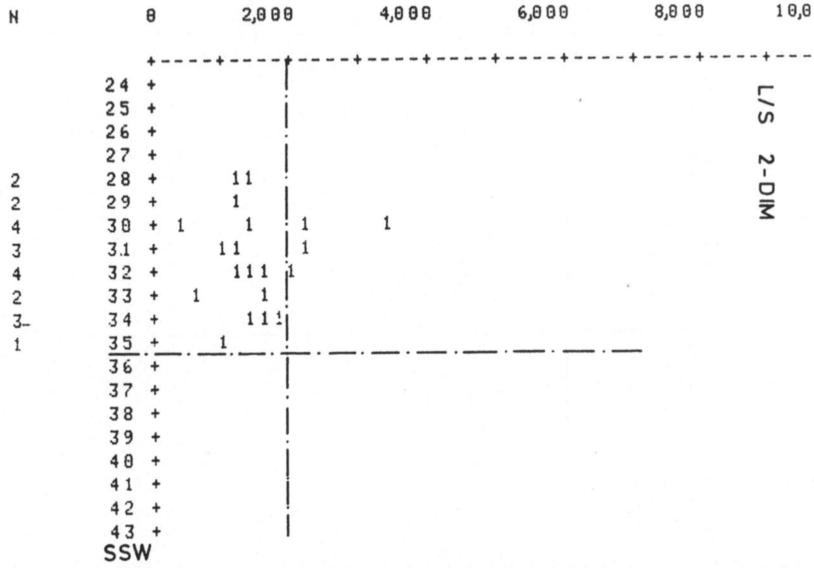

Abb. 35. L/S-Ratio (zweidimensional). Δt Amniozentese – Geburt ≤ 72 h; RDS

hang zwischen RDS und L/S-Ratio-Werten < 2, ganz gleich, ob das Gesamtkollektiv ($\chi^2 = 38,876$) oder lediglich das Kollektiv $\leq 35 + 6$ SSW analysiert wird
(Abb. 34 u. 35).

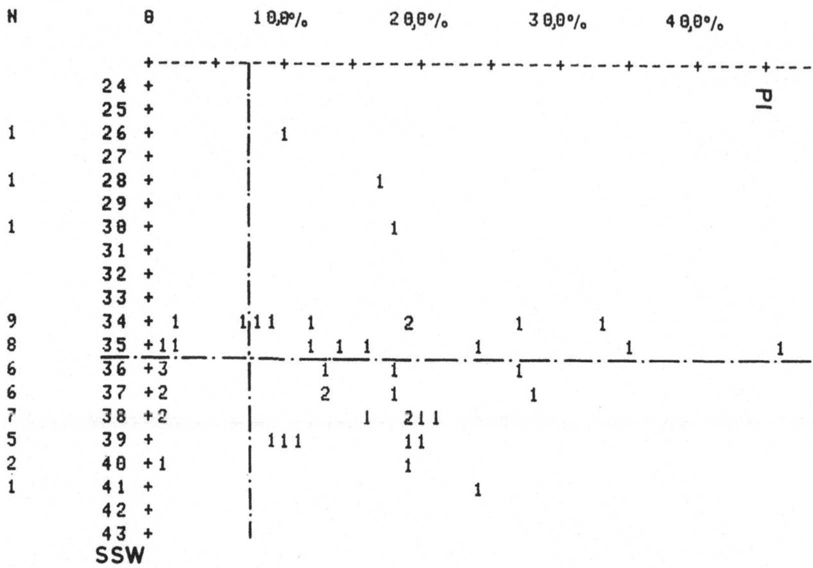

Abb. 36. Prozentualer PI-Anteil an der Gesamtphospholipidfraktion. Δt Amniozentese –
Geburt $\leq$ 72 h; kein RDS

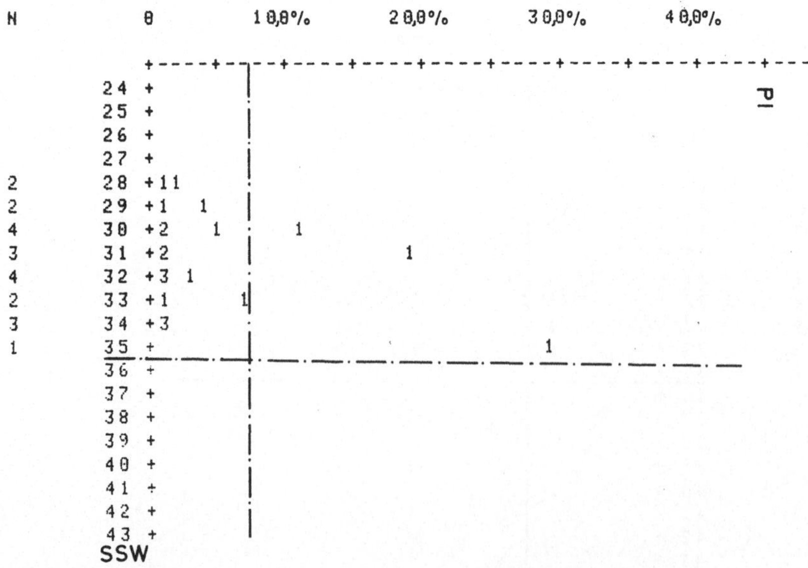

Abb. 37. Prozentualer PI-Anteil an der Gesamtphospholipidfraktion. Δt Amniozentese –
Geburt $\leq$ 72 h; RDS

Phosphatidylinositol

In Fällen mit nachfolgendem RDS liegt der PI-Anteil 18mal unter 7%, 3mal über 7%, während in Fällen *ohne* nachfolgendes RDS 16mal PI > 7% ist und in nur 4 Fällen ≤ 7% ($\chi^2 = 17{,}79$) (Abb. 36 u. 37).

Phosphatidylglycerol

Für die PG-Fraktion ist der Zusammenhang zwischen RDS und niedrigem PG-Anteil nicht eindeutig. Bei Betrachtung der Werte vor der 35 + 6 SSW findet sich eine überwiegende Anzahl von Fällen mit niedrigen PG-Werten, unabhängig davon, ob ein neonatales RDS entsteht oder nicht. Der Zusammenhang zwischen niedrigen PG-Werten und niedriger Schwangerschaftswoche erscheint deutlicher als der zu einem nachfolgenden Atemnotsyndrom (Abb. 38 u. 39).

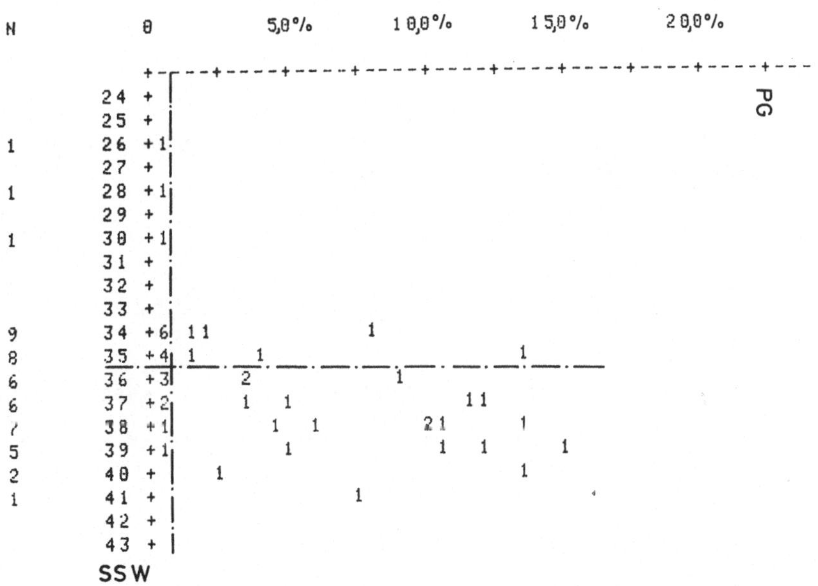

Abb. 38. Prozentualer PG-Anteil an der Gesamtphospholipidfraktion. Δt Amniozentese – Geburt ≤ 72 h; kein RDS

PI/PS-Ratio

In Fällen mit nachfolgendem RDS liegt die PI/PS-Ratio eindeutig häufiger unter 0,9. Dies gilt sowohl bei der Beachtung von Fällen vor der 35 + 6 SSW ($\chi^2 = 7{,}159$) wie auch bei Betrachtung des Gesamtkollektivs ($\chi^2 = 8{,}673$) (Abb. 40 u. 41).

Je nach dem Umfang des Prüf- bzw. Vergleichskollektivs und Qualität der Prüfgröße werden die Ergebnisse der RDS-Vorhersage unterschiedlich ausfallen.

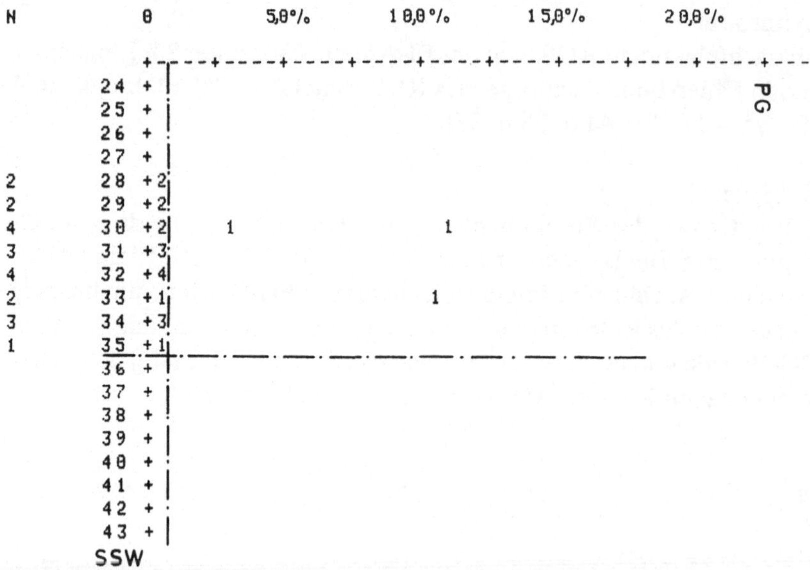

Abb. 39. Prozentualer PG-Anteil an der Gesamtphospholipidfraktion. Δt Amniozentese
– Geburt ≤ 72 h; RDS

Abb. 40. PI/PS-Ratio. Δt Amniozentese – Geburt ≤ 72 h; kein RDS

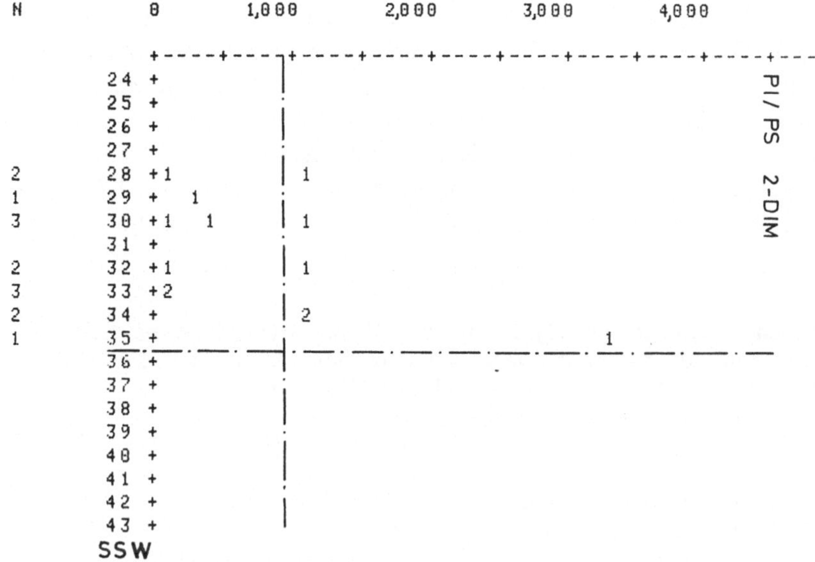

Abb. 41. PI/PS-Ratio. Δt Amniozentese – Geburt $\leq$ 72 h; RDS

Ideal wäre, wenn in allen Fällen, wo ein RDS auftrat, die L/S-Ratio < 2, P-Wert > 0,310, L/S-Ratio, 2dim., < 2, PI/PS-Ratio < 0,9, PI-Anteil < 7%, PG-Anteil < 0,5% wäre. Die Wahrscheinlichkeit der korrekten Voraussage (Erkennungswahrscheinlichkeit, „sensitivity") ist

$$\frac{n_1 \text{ RDS mit L/S-Ratio} < 2}{n_2 \text{ RDS}} \cdot 100 = x\,\%. \qquad \text{I}$$

Betrüge dieser Wert 100, so wäre keine weitere Berechnung nötig. Da sich biologische Prüfgrößen aber nicht ideal verhalten [110] und die korrekte Vorhersage des RDS nicht 100% beträgt, muß die zweite Frage lauten:

In wievielen Fällen tritt bei einem L/S-Ratio-Wert < 2 (das gleiche gilt für die anderen Parameter) *tatsächlich* ein RDS auf (Eintretenswahrscheinlichkeit, „specificity")?

$$\frac{n_1 \text{ L/S-Ratio-Werte} < 2 \text{ mit RDS}}{n_2 \text{ L/S-Ratio-Werte} < 2 \text{ total}} \cdot 100 = x\,\%. \qquad \text{II}$$

Dritte Frage: Ist das zu prüfende Ereignis selten (RDS), der Ausschluß dieses Ereignisses aber häufig gefordert, so muß der Prüfparameter eine hohe Ausschlußwahrscheinlichkeit („correct prediction of negative test") aufweisen:

$$\frac{n_1 \text{ L/S-Ratio-Werte} \geq 2 \text{ ohne RDS}}{n_2 \text{ L/S-Ratio-Werte} \geq 2 \text{ total}} \cdot 100 = x\,\%. \qquad \text{III}$$

Je höher die Zahl der Reifgeborenen ist, um so wahrscheinlicher sind L/S-Ratio-Werte $\geq$ 2 ohne RDS und um so höher wird die Ausschlußwahrscheinlichkeit. Andererseits: Je mehr Fälle vor der 35 + 6 SSW entbunden werden und je „besser" die Methode der Fruchtwasseranalyse ist, um so besser werden die Ziffern für die Erkennungs- (I) und Eintretenswahrscheinlichkeit (II) sein. Für unser Kollektiv sind die drei Wahrscheinlichkeitsziffern zur RDS-Vorhersage in den Tabellen 6 und 7 dargestellt. Die beste Information über die RDS-

Tabelle 6. Erkennungs- (*I*), Eintretens- (*II*) und Ausschlußwahrscheinlichkeit (*III*) des Atemnotsyndroms für die geprüften Phospholipidparameter. Berücksichtigt sind alle Fälle, sofern Δt Amniozentese – Geburt $\leq$ 72 h betrug

	I [%]	II [%]	III [%]
L/S-Ratio (Standardmethode)	77	89	95
Fluoreszenzpolarisation	59	37	87
L/S-Ratio (2dim.)	81	85	92
PI/PS-Ratio	57	50	86
PI-Fraktion	86	60	92
PG-Fraktion	86	46	90

Tabelle 7. Erkennungs- (*I*), Eintretens- (*II*) und Ausschlußwahrscheinlichkeit (*III*) des Atemnotsyndroms für die geprüften Phospholipidparameter. Berücksichtigt sind Fälle, die vor der 35 + 6 SSW entbanden und bei denen Δt Amniozentese – Geburt $\leq$ 72 h betrug

	I [%]	II [%]	III [%]
L/S-Ratio (Standardmethode)	85	89	91
Fluoreszenzpolarisation	59	50	72
L/S-Ratio (2dim.)	81	81	81
PI/PS-Ratio	57	73	75
PI-Fraktion	86	82	81
PG-Fraktion	86	56	84

Gefährdung bzw. den sicheren Ausschluß eines RDS liefert die L/S-Ratio (Standardmethode), die aufwendigere zweidimensionale L/S-Ratio-Bestimmung verbessert die Wahrscheinlichkeitsziffern nur unwesentlich. Gute Vorhersagewahrscheinlichkeiten ergeben sich auch aus der Bestimmung der Phosphatidylinositolfraktion. Unsichere Aussagen, insbesondere hinsichtlich der Ausschlußwahrscheinlichkeit des RDS, ergeben sich nach unseren Untersuchungen für die Fluoreszenzpolarisation und die PI/PS-Ratio. Insofern halten wir die L/S-Ratio-Bestimmung nach der Standardmethode in fast allen Fällen für ausreichend.

3.5 Diskussion

Pränatale Untersuchungen

Nach unseren Ergebnissen bleibt die eindimensionale L/S-Ratio-Bestimmung die Methode, mit der eine sehr gute Aussage hinsichtlich der zu erwartenden RDS-Gefährdung des Neugeborenen gemacht werden kann. Mit Erkennungs- und Eintretenswahrscheinlichkeiten von 85 bzw. 89% und einer Ausschlußwahrscheinlichkeit von 91% erfüllt sie die Anforderungen, die an eine Methode zur Lungenreifebestimmung gestellt werden müssen.

Die Anzahl von L/S-Ratio-Werten < 2 ohne nachfolgendes RDS ist in unserem Untersuchungsgut relativ klein (2 von 19 Fällen = 10,5%), bei Kulovich [103] wurde sie mit 31% angegeben. Durch die zusätzliche Bestimmung des kompletten „lung profile" (L/S-Ratio, PI-Anteil, PG-Anteil und Anteil gesättigten Lezithins) war diese Zahl nur *scheinbar* unreifer Proben auf 7% zu senken [103].

Die gezeigten gestationsabhängigen Veränderungen der Phospholipidfraktionen PI und PG stimmen im Trend mit den von Hallman [82] und Kulovich [101] präsentierten Daten überein. Wie Bustos [35, 36] und Hallman [82] finden aber auch wir nach der 36 + 6 SSW in nicht geringer Zahl (7 von 20 Fällen = 35%; Bustos in 38% bei L/S-Ratio ≥ 2) noch *kein* Phosphatidylglycerol im Fruchtwasser.

Nach unseren Untersuchungen zeigt sich eine bessere Korrelation von RDS zu niedrigem PI-Anteil als zu niedrigem PG-Anteil; niedrige PG-Werte sind auch nach der 35 + 6 SSW noch recht häufig, obwohl die L/S-Ratio dann praktisch immer über 2 liegt.

Sicher ist, daß bei Risikoschwangerschaften (insulinpflichtigem Diabetes, schwerer EPH-Gestose, auch nach vorzeitigem Blasensprung) die Bestimmung des „lung profile" für die Entscheidung zur vorzeitigen Entbindung sehr hilfreich sein kann. Bei diesen Komplikationen wird der sicherste Augenblick zur Entbindung erreicht sein, wenn PG im Fruchtwasser nachweisbar ist; für vorzeitigen Blasensprung und EPH-Gestose ist ein vorzeitiges Erscheinen von PG im Fruchtwasser schon vor der 35. SSW beschrieben, bei Diabetes der Klasse A nach White verzögertes Erscheinen, erst zwischen der 37. und 39. SSW [197].

Mitteilungen über die Anwendung und klinische Brauchbarkeit der Mikroviskositätsmessung sind bisher relativ spärlich in der Weltliteratur. Die erste Arbeit stammt von Shinitzky [173] und zeigt mit dem von ihm entwickelten Mikroviskosimeter gute Korrelation zwischen dem Fluoreszenzpolarisationswert P und L/S-Ratio. Der mit einer L/S-Ratio von 2 korrelierende P-Wert liegt nach Shinitzky bei 0,305 ± 0,005. Da unterhalb dieses P-Wertes keines der beobachteten Kinder ein RDS entwickelte, wurde P = 0,310 als Grenzwert der RDS-Gefährdung vorgeschlagen. Auch wir finden eine recht gute Übereinstimmung der L/S-Ratio- und Mikroviskositätswerte. Bei L/S-Ratio < 2 trat in 11 von 12 Fällen ein RDS auf, bei einem P-Wert > 0,310 in 9 von 12 Fällen. Die Ausschlußwahrscheinlichkeit ist besser bestimmbar durch die L/S-Ratio (19 von

20 Fällen mit L/S-Ratio ≥ 2 *ohne* RDS) als anhand des P-Wertes (16 von 20 mit P-Wert $\leq 0,310$ *ohne* RDS).

Andere Autoren, Gon Yonen et al. [78], Diedrich [50], Blumenfeld [26], geben andere P-Grenzwerte für die RDS-Gefährdung an, die zwischen 0,290 und 0,345 (!) liegen. Wie für die Lipidbestimmung besteht auch für die Mikroviskosimetrie das Problem, daß wahrscheinlich jedes Labor empirisch eigene Grenzwerte der jeweils bestimmten Meßgröße für die RDS-Gefährdung entwickeln muß. Diese Werte werden sich notwendigerweise stark nach dem Umfang des Beobachtungsgutes mit und ohne RDS richten.

In jüngster Zeit sind außer der zweidimensionalen Dünnschichtchromatographie einige andere Modifikationen der Phospholipidbestimmung mitgeteilt worden. Torday [190] und vor ihm Johnson [92] beschreiben Methoden, die die Bestimmung der gesättigten Lezithinfraktion ermöglichen. Besonders Torday, der durch Oxidation des Lipidextrakts mittels Osmiumtetroxid eine Veränderung der Laufeigenschaften ungesättigter Lezithine erreicht und dadurch gesättigtes Dipalmityllezithin separat bestimmen kann, erhält eine eindrucksvolle Verbesserung der RDS-Vorhersage: Mit der L/S-Ratio allein beträgt die Eintretenswahrscheinlichkeit 55,5%, mit der SPC(saturated phosphatidylcholine)-Bestimmung 82%. Auch die Erkennungswahrscheinlichkeit läßt sich verbessern. Sie beträgt mit L/S-Ratio 95,3%, mit der SPC-Bestimmung 98,9%; dies ist die zweitbeste bisher veröffentlichte Zahl.

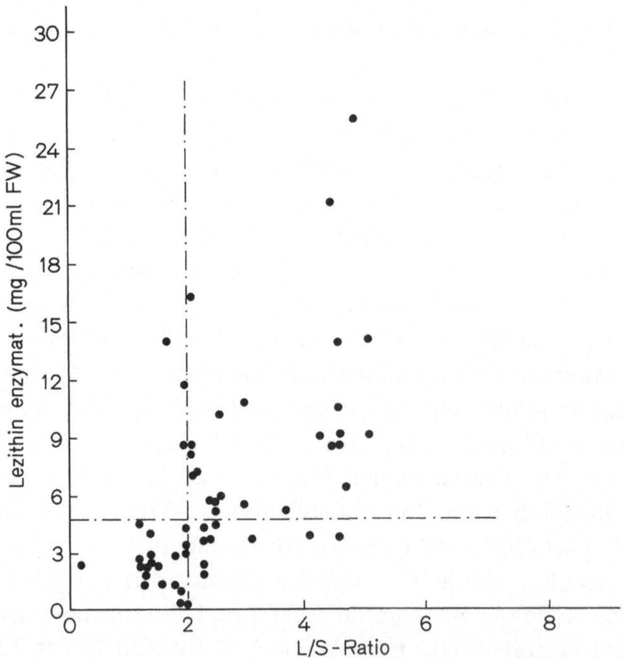

Abb. 42. Vergleich enzymatisch bestimmter Lezithinkonzentration mit L/S-Ratio (Standardmethode) aus identischen Fruchtwasserproben

Diedrich et al.[51] beschreiben eine enzymatische Lezithinbestimmung, die ohne dünnschichtchromatographische Trennung auskommt. In einem von uns untersuchten Kollektiv (n = 57 Fruchtwasserproben ohne nachfolgendes RDS) ergab sich eine gute Korrelation zu parallel bestimmten L/S-Ratio-Werten (Abb. 42). Allerdings scheint der Grenzwert der RDS-Gefährdung etwas niedriger zu liegen als von Diedrich [51] angegeben (5 mg%). Dieser Wert ist gegenüber den mit anderen Methoden, insbesondere Phosphorometrie nach Dünnschichttrennung bestimmten fast doppelt so hoch und wird an größeren Kollektiven mit RDS-Fällen zu überprüfen sein.

Sogar die sehr einfache Bestimmung der optischen Dichte von zentrifugiertem Fruchtwasser bei $\lambda = 400$ nm und $\lambda = 650$ nm kann zur Reife des Kindes in Beziehung gebracht werden: 13,8% falsch-positive und 14,1% falsch-negative Resultate werden beschrieben [181]. Allerdings haben Copeland et al. [43] eine falsch-negative Quote von 30%.

Einige „nicht-lipidische" Parameter wurden ebenfalls im Fruchtwasser gemessen: Reverse-T3, das nach der 30. SSW signifikant absinkt von 220 ng/ 100 ml auf 95 ng/100 ml, während die Thyroxinkonzentration mit 300–400 ng/ 100 ml konstant bleibt [38]. Morley [123] fand eine positive Korrelation zwischen TRF im Fruchtwasser und Gestationsalter.

Fruchtwasserphospholipide bei pathologischem Schwangerschaftsverlauf
L/S-Ratio- und Mikroviskositätswerte scheinen bei Fällen mit intrauteriner Wachstumsretardierung früher anzusteigen als bei Fällen mit vorzeitiger Wehentätigkeit ohne Wachstumsretardierung (Tabelle 8). Dies bestätigt den klinischen Eindruck, das small-for-date-Kinder seltener am Atemnotsyndrom erkranken.

Tabelle 8. Vergleich von L/S-Ratio-Werten ($\bar{x} \pm s$) und Mikroviskosität (P-Wert, $\bar{x} \pm s$) zwischen 29. und 38. SSW bei Fällen mit intrauteriner Wachstumsretardierung (n = 47 Proben) bzw. vorzeitiger Wehentätigkeit und Tokolyse ohne Retardierung (n = 99)

SSW	L/S-Ratio (1dim.) ($\bar{x} \pm s$)		Mikroviskosität P ($\bar{x} \pm s$)	
	Vorz. Wehen u. Tokolyse	Intrauterine Retardierung	Vorz. Wehen u. Tokolyse	Intrauterine Retardierung
29	1,66 ± 0,48	—	0,343 ± 0,042	
30	1,75	(1,30)	0,350	(0,355)
31	1,85 ± 0,38	(2,85)	0,319 ± 0,029	(0,349)
32	1,55 ± 0,32	2,05 ± 0,07	0,318 ± 0,027	0,324 ± 0,007
33	2,13 ± 0,38	2,64 ± 0,53	0,326 ± 0,008	0,309 ± 0,019
34	2,62 ± 0,90	2,94 ± 0,71	0,309 ± 0,028	0,302 ± 0,023
35	2,48 ± 0,57	3,15 ± 1,06	0,301 ± 0,033	0,285 ± 0,023
36	2,62 ± 0,49	3,30 ± 0,496	0,302 ± 0,024	0,263 ± 0,058
37	3,44 ± 0,87	3,80 ± 0,43	0,294 ± 0,032	0,284 ± 0,032
38	3,27 ± 1,26	(4,7)	0,302 ± 0,024	(0,264)

Bestimmte Schwangerschaftskomplikationen (EPH-Gestose, intrauterine Wachstumsretardierung, Diabetes mellitus), Geburtskomplikationen wie der vorzeitige Blasensprung, vielleicht auch der Geburtsmodus (Sectio caesarea) scheinen Einfluß auf das Tempo der Surfactantsynthese zu haben.

Die in der Literatur mitgeteilten Beobachtungen sind aber nach wie vor nicht leicht zu interpretieren. Bei intrauteriner Retardierung könnte der chronische intrauterine „Streß" über eine vermehrte Aktivierung der Nebennierenrinde des Feten eine Akzeleration der fetalen Lungenreifung auslösen.

Andere Autoren finden zwar keine erhöhten Lezithinkonzentrationen im Fruchtwasser bei intrauteriner Wachstumsretardierung oder EPH-Gestose, können aber eine niedrigere RDS-Frequenz bei intrauteriner Wachstumsretardierung zeigen [16, 53, 54, 140, 177].

Widersprüchlich sind die mitgeteilten Ergebnisse bei Diabetes mellitus in der Schwangerschaft. Während Gluck [74] und Kulovich [102] eine eindeutige Verzögerung der Lungenreifung nur bei Diabetes mellitus der Klasse A der Mutter für bewiesen erachten, wird dies von anderen Autoren [45, 114] bestritten. Morrison findet in einer großen retrospektiven Studie einen *beschleunigten* Anstieg der L/S-Ratio bei Diabetes mellitus der Klassen D, E und F, eine Verzögerung des L/S-Ratio-Anstiegs in den Diabetesklassen B und C und keine Veränderung des L/S-Ratio-Anstiegs bei Diabetes der Klasse A [124]. Stubbs [183] bietet eine plausible Theorie für den möglichen Zusammenhang zwischen Verzögerung der Lungenreifung und Diabetes der Mutter an: Der reaktive Hyperinsulinismus des Feten führt zu erniedrigten Blutglucosewerten des Kindes und damit zu einem relativen Substratmangel für die Produktion von Glycerol-3-phosphat, das ein integraler Bestandteil der Lezithinbiosynthese ist.

Tchobroutski et al. [186] fanden in 6 von 132 Fällen von insulinpflichtigem Diabetes ein Absinken der L/S-Ratio, dennoch kam es in keinem Fall bei den Neugeborenen zum RDS. Bei L/S-Ratio > 2 kam es in 3% zu einem RDS, nach Morrison [124] in 5% der Fälle. Zwischen Fruchtwasserinsulinspiegel und L/S-Ratio scheint kein signifikanter Zusammenhang zu bestehen.

Der Einfluß des vorzeitigen Blasensprungs (VBS) auf die RDS-Morbidität wird unterschiedlich beurteilt. Nach vorzeitigem Blasensprung könnte es durch eine beginnende aufsteigende Infektion zu einer Aktivierung der fetalen Nebennierenrinde kommen, die vermehrte Ausschüttung fetaler Nebennierenrindenhormone eine Beschleunigung der fetalen Lungenreifung bewirken. Gluck [74] und später auch Berkowitz [19] fanden eine signifikante Senkung der RDS-Frequenz bei Neugeborenen vor der 32. SSW, wenn der Blasensprung länger als 16 h vor der Geburt stattgefunden hatte. Die RDS-Frequenz war dann halb so groß (23,8% gegenüber 51,2%). Für den Zeitraum zwischen 32. und 36. SSW bestand dieser Unterschied nicht, die RDS-Frequenz lag bei 19% bzw. 14% [19]. Die Mortalität in der Gruppe extremer Frühgeburten vor der 32. SSW wurde allerdings durch den vorzeitigen Blasensprung *nicht* beeinflußt und betrug 50%. In der Gruppe zwischen 32. und 36. SSW betrug die Überlebensrate der

Kinder nach Blasensprung 90%, ohne Blasensprung 100%. Von 212 Kindern entwickelten 7, 4 von ihnen nach vorzeitigem Blasensprung, eine Sepsis, die zum Tode führte. Von Thibeault et al. [187] wurde eine signifikante Senkung der RDS-Häufigkeit bei Geburt zwischen 32. und 34. SSW und einem Intervall zwischen Blasensprung und Geburt von mehr als 24 h beschrieben. Betrug das Intervall mehr als 48 h, trat aber in einem Drittel der Fälle eine Amnionitis auf. Konträre Resultate ermittelte Jones [93]: Eine in Harvard durchgeführte retrospektive Analyse von 16 548 Geburten brachte keinen signifikanten Zusammenhang zwischen VBS und Senkung der RDS-Morbidität zutage.

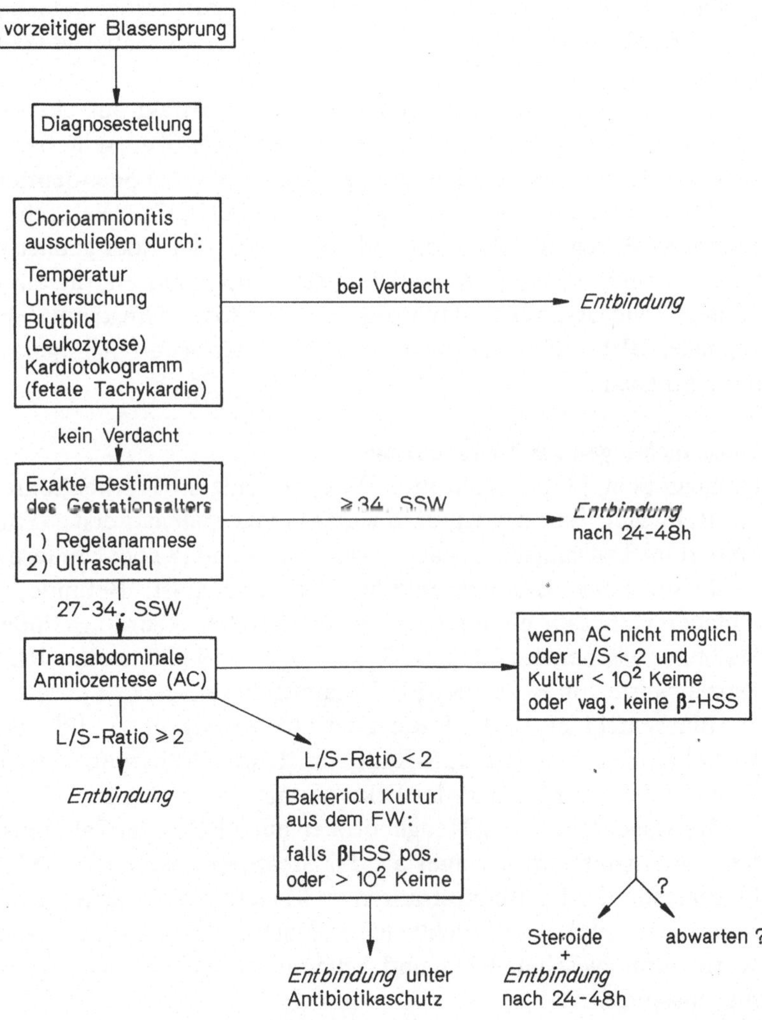

Abb. 43. Geburtshilfliches Vorgehen bei vorzeitigem Blasensprung. (Vorschlag von Mead [120])

Unabhängig vom Gestationsalter ist bei Zeichen der Chorioamnionitis die rasche Entbindung aus mütterlicher und kindlicher Indikation in jedem Fall indiziert [120, 147]; die Prognose eines an RDS erkrankten Kindes wird durch die hinzutretende Infektion noch weiter getrübt. Ohne Infektzeichen muß bei vorzeitigem Blasensprung bis zur 35. SSW individuell entschieden werden, ob nach 24–48 h die Entbindung *angestrebt* wird oder trotz Blasensprungs eine Glukokortikoidtherapie (unter Antibiotikaschutz) durchgeführt wird. Gerade in dieser Situation ist die Durchführung der Lungenreifebestimmung von höchster Wichtigkeit, da u. U. eine unnötige Kortikoidbehandlung bei möglicher Infektionsgefährdung vermieden werden kann. Nach der 35. SSW ist das RDS-Risiko relativ klein, das mütterliche Risiko, einen intrauterinen Infekt zu erleiden, aber gleich groß, die weitere Verschiebung der Geburt bringt keinen Vorteil mehr. Eine neuere Übersicht über das mögliche Vorgehen bei vorzeitigem Blasensprung [120] gibt Abb. 43.

Ob der Geburtsmodus einen wesentlichen Effekt auf die RDS-Morbidität hat, ist unklar. Das Atemnotsyndrom soll häufiger sein bei Kindern nach vaginaler Geburt aus Beckenendlage (BEL) und bei Sectioentbindung vor der 37. SSW. Letzteres wird allerdings bezweifelt [67]. Wahrscheinlich ist eine Trennung zwischen Indikation und aus ihr resultierender geburtshilflicher Operation nur schwer möglich, so daß anerkannte Faktoren, die ein RDS auslösen können, wie Asphyxie, Hypoxie und Acidose (Umstände, die sowohl bei vaginaler BEL-Geburt als auch im Vorfeld der Sectio nicht gerade selten sind) mit einfließen.

Untersuchungen am Neugeborenen
Hallman et al. [83] untersuchten Phospholipide im Trachealsekret von Kindern mit RDS. Bei gesunden Kindern wird PG innerhalb der ersten Stunden nach der Geburt im Trachealsekret nachweisbar, während PG bei Kindern mit RDS *nicht* erscheint, bevor die Erkrankung überwunden ist; Befunde, die auch von Obladen [136] sehr eindrucksvoll belegt werden. Allerdings findet wie wir auch Hallman zwischen der 30. und 35. SSW in 3 von 9 Fällen ohne RDS niedrige PG-Prozentwerte von < 2% der PL-Gesamtfraktion.

Blumenfeld et al. [25] wie auch Armstrong et al. [8] beschreiben gute Korrelationen zwischen L/S-Ratio im Tracheal/Pharyngealaspirat von RDS-Kindern und dem Verlauf der Erkrankung.

Im Magenaspirat von Neugeborenen mit RDS ist der Palmitinsäuregehalt des Lezithins signifikant geringer als der Stearinsäureanteil [13, 126]. Das Verteilungsmuster der Lezithinfettsäuren im Magen- bzw. Trachealaspirat des Neugeborenen ähnelt der des Fruchtwassers. Nach Evans [58] besteht auch eine positive Korrelation zwischen RDS und Schaumtestergebnis aus dem Neugeborenenmagenaspirat.

4 Veränderungen der Lungenphospholipide nach Behandlung mit Glukokortikoiden (tierexperimentelle Daten)

Der Effekt der antepartalen Glukokortikoidbehandlung zur Prävention des Atemnotsyndroms steht außer Frage. Der Wirkungseintritt ist aber nicht eindeutig anhand eines Fruchtwasserparameters abzulesen. In einigen Studien [6, 49, 169, 180] wurden zwar Anstiege der L/S-Ratio-Werte im Fruchtwasser nach Kortikoidtherapie nachgewiesen, die Ergebnisse waren aber nicht überzeugend.

Wir haben daher im Tierexperiment an schwangeren Wistar-Ratten das Phospholipidmuster fetaler Lungenhomogenate vor und nach Kortikoidbehandlung untersucht.

Methodik

In der Nacht vom 19. auf den 20. Trächtigkeitstag erhielten die Muttertiere der Kontrollgruppe (A) 0,5 ml physiologische Kochsalzlösung, die Muttertiere der Gruppe B 0,7 mg 6α-Methylprednisolon/kg Körpergewicht, die der Gruppe C 0,1 mg Betamethason/kg Körpergewicht intraperitoneal injiziert. Die Dosierungen wurden entsprechend den von Gerner et al. mitgeteilten Optima von Dosis-Wirkungs-Kurven (Betamethason/C-14-Cholin-Einbaurate in fetales Rattenlungenlezithin [71, 72] gewählt. Am (15.,) 17., 19., 20., 21. und 22. Tag wurden die Tiere durch Genickbruch getötet, anschließend nach rascher Laparotomie die Feten entnommen, thorakotomiert und die Lungen unter Abpräparation des Herzens gewonnen. Die Lungen wurden mit Löschpapier getrocknet, von Blut befreit und bis zur weiteren Aufarbeitung bei −20 °C eingefroren.

Nach dem Auftauen wurden die Lungen mit 5–10 ml Aqua dest. homogenisiert und anschließend auf ein Endvolumen von 15 ml gebracht. Das Lungenhomogenat wurde dann zu 70 ml Chloroform/Methanol (Volumverhältnis 2:1) im Scheidetrichter hinzugefügt.

Nach Schütteln des Gemisches (2 min) und Abwarten der Phasentrennung (ca. 3 h) wurde die chloroformische Phase in Spitzkolben mit Schliff (100 ml) abgelassen und im Rotationsverdampfer zur Trockne eingeengt. Der weitere Aufarbeitungsgang erfolgte analog zu dem des Fruchtwassers (s. S. 63). In Abhängigkeit vom eingesetzten Lungenfeuchtgewicht sind, um gute Trennungen zu erlangen, nur Auftragemengen von 5–10 µl Extrakt notwendig. Nach zweidimensionaler Entwicklung der Dünnschichtchromatographie-(DC-)Platten wurden die Lipidfraktionen im gesättigten Joddampf sichtbar gemacht, die substanztragenden Kieselgelareale in Reagenzgläser abgekratzt und die Phosphorkonzentration der Fraktionen nach Bartlett [15] bestimmt. Die so isolierten Phospholipide werden entweder in µg Substanz/g Lungenfeuchtgewicht ausgedrückt oder, um relative Verschiebungen innerhalb des Phospholipidmusters der fetalen Rattenlungen zu sehen, als prozentualer Anteil an der Gesamtphospholipidfraktion.

Ergebnisse

Zwischen 15. und 22. Tag steigt die Menge der extrahierbaren Phospholipide in Gruppe A (unbehandelte Kontrolltiere) an. Die stärkste Phospholipidfraktion ist Lezithin, sein Anteil beträgt 50–60%. Der Sphingomyelinanteil verändert sich kaum, der Lezithinanteil charakteristisch zwischen dem 19. und 20. Tag, der PI-Anteil bleibt relativ konstant bei 6–8%, während der PS-Anteil von > 10% auf < 10% absinkt. Der PE-Anteil ist relativ hoch und zeigt zwischen dem 19. und 20. Tag eine signifikante Verminderung von > 20% auf < 20%. Der prozentuale PG-Anteil steigt zwischen dem 19. und 22. Tag an (Tabelle 9).

In der mit 6α-Methylprednisolon behandelten Gruppe finden wir ähnliche Veränderungen des Phospholipidmusters mit deutlichem Anstieg der Lec-Fraktion vom 19./20. und 21. Tag, Abnahme des PS-Anteils und Zunahme des

Tabelle 9. Prozentualer Anteil der einzelnen Phospholipidfraktionen am Gesamtphospholipidextrakt in fetalen Rattenlungenhomogenaten der Gruppe A (unbehandelte Tiere) zwischen dem 15. und 22. Trächtigkeitstag

Tag			Sph [%]	Lec [%]	PI [%]	PS [%]	PE [%]	PG [%]
15	n = 7	$\bar{x}$	5,6	51,7	0,7	11,9	28,8	1,2
		s	3,3	12,0	1,8	7,6	12,3	3,2
17	n = 6	$\bar{x}$	7,9	51,8	6,5	14,2	16,2	3,3
		s	2,2	10,4	3,6	5,5	11,2	2,9
19	n = 8	$\bar{x}$	10,4	38,7	8,5	13,2	25,5	4,2
		s	4,1	6,7	5,1	4,7	2,0	1,8
20	n = 7	$\bar{x}$	10,7	46,7	6,4	14,1	18,9	4,5
		s	1,4	7,2[a]	3,6	2,7	5,9[c]	1,2
21	n = 8	$\bar{x}$	9,1	57,9	7,4	8,6	13,7	3,9
		s	2,7	9,2	1,2	2,0[b]	4,9	1,8
22	n = 8	$\bar{x}$	7,9	54,8	7,1	7,5	16,4	6,3
		s	1,7	6,5	4,3	4,2	2,4	2,0[d]

[a] Signifikanter Anstieg vom 19. zum 20. Tag: ($2\alpha < 0,05$)
[b] Signifikanter Abfall vom 20. zum 21. Tag ($2\alpha < 0,05$)
[c] Signifikanter Abfall vom 19. zum 20. Tag ($2\alpha < 0,05$)
[d] Signifikanter Anstieg vom 19. zum 22. Tag ($2\alpha < 0,05$)

PG-Anteils, allerdings *erst* vom 21. auf den 22. Tag. In der betamethasonbehandelten Gruppe (C) steigt der Lec-Anteil vom 20. zum 21. Tag signifikant an. Gleichzeitig tritt eine Verminderung des Sph-Anteils von 14% auf 8,5% ein. PI-, PS- und PE-Anteil verändern sich wenig, es findet sich aber eine signifikante Zunahme des PG-Anteils bereits vom 19. (3,2 ± 0,9%) zum 20. Tag (5,9 ± 3,4%), der am 21. Tag (6,2 ± 1,3%) weiter anhält (Tabelle 10). In der betamethasonbehandelten Gruppe konnten keine Feten am 22. Tag entnommen werden, da es bei allen Tieren zum vorzeitigen Werfen in der Nacht vom 21. auf den 22. Tag kam.

Tabelle 10. Prozentualer Anteil der einzelnen Phospholipidfraktionen am Gesamtphospholipidextrakt in fetalen Rattenlungenhomogenaten der Gruppe C (0,1 mg Betamethason/kg Körpergewicht i.p. zwischen 19. und 20. Tag) zwischen dem 17. und 21. Trächtigkeitstag

Tag			Sph [%]	Lec [%]	PI [%]	PS [%]	PE [%]	PG [%]
17	n = 4	$\bar{x}$	11,4	40,8	7,7	9,3	26,8	4,4
		s	4,9	3,7	3,8	3,6	1,7	0,9
19	n = 8	$\bar{x}$	10,9	45,4	8,9	12,4	19,2	3,2
		s	11,9	12,5	6,6	5,8	11,1	0,9
20	n = 8	$\bar{x}$	14,2	41,1	10,1	7,8	20,9	5,9
		s	1,9	9,5	2,2	5,1	8,7	3,4[c]
21	n = 8	$\bar{x}$	8,5	54,3	7,8	7,0	16,2	6,2
		s	1,6[a]	3,2[b]	3,9	3,0	1,3	1,3[d]

[a] Signifikanter Abfall vom 20. zum 21. Tag (2α < 0,05)
[b] Signifikanter Anstieg vom 20. zum 21. Tag (2α < 0,05)
[c] Signifikanter Anstieg vom 19. zum 20. Tag (2α < 0,05)
[d] Signifikanter Anstieg vom 20. zum 21. Tag (2α < 0,05)

Vergleicht man die Daten des 19. Tages (18 h vor Behandlung) mit denen des 21. Tages (30 h nach Behandlung), so finden wir in den kortikoidbehandelten Gruppen B und C einen Anstieg der Lec-Fraktion, ein Absinken des Sph-Anteils und eine Abnahme des PS-Anteils in allen drei Gruppen sowie eine signifikante Verminderung des PE-Anteils. Von allen untersuchten Phospholipidfraktionen in fetalen Rattenlungenhomogenaten nach Behandlung mit Glukokortikoiden zeigt die PG-Fraktion ein außergewöhnliches Verhalten in der betamethasonbehandelten Tiergruppe. Gegenüber den Vergleichsgruppen (A und B) finden wir einen statistisch signifikanten Anstieg des PG-Anteils von 3,2 ± 0,9% auf 6,2 ± 1,3%. Am 21. Tag, also 30 h nach Applikation des Glukokortikoids, ist der PG-Anteil in Lungen betamethasonbehandelter Tiere signifikant höher als in Lungen der Kontroll- oder mit 6α-Methylprednisolon behandelten Tiere (Tabelle 11).

Tabelle 11. Prozentualer Anteil der einzelnen Phospholipidfraktionen am Gesamtphospholipidextrakt in fetalen Rattenlungenhomogenaten. Vergleich der Werte am 19. und 21. Trächtigkeitstag für die Gruppen A (unbehandelt), B (6α-Methylprednisolon), C (Betamethason)

Gruppe		Sph [%] Tag 19	21	Lec [%] Tag 19	21	PI [%] Tag 19	21	PS [%] Tag 19	21	PE [%] Tag 19	21	PG [%] Tag 19	21
A	$\bar{x}$	10,4	9,1	38,7	57,9[a]	8,5	7,4	13,2	8,6[a]	25,5	13,7	4,2	3,9
	s	4,1	2,7	6,7	9,2	5,1	1,2	4,7	2,0	2,0	4,9	1,8	1,8
	n	8	8	8	8	8	8	8	8	8	8	8	8
B	$\bar{x}$	9,7	7,4[a]	38,8	58,2[a]	7,2	8,0	17,2	6,7[a]	24,0	18,1	3,1	1,7
	s	1,0	2,1	3,4	21,9	2,0	1,1	3,4	1,0	2,9	4,7	1,4	1,95
	n	6	4	6	4	6	4	6	4	6	4	6	4
C	$\bar{x}$	10,9	8,5[a]	45,4	54,3	8,9	7,8	12,5	6,9	19,2	16,2	3,2	6,2[b]
	s	1,9	1,6	12,5	3,2	6,6	3,9	5,8	3,0	11,1	2,6	0,9	1,3
	n	8	8	8	8	8	8	8	8	8	8	8	8

[a] Signifikante Veränderungen gegenüber dem Wert des 19. Tages
[b] Signifikanter Anstieg der PG-Fraktion vom 19. zum 21. Tag; dieser Wert ist außerdem signifikant höher als in Gruppe A und B

4.1 Diskussion

Erste Hinweise, daß Nebennierenrindenhormone einen Einfluß auf die Zelldifferenzierung des Alveolarepithels haben könnten, gehen auf Buckingham [34] zurück. 1969 machte Liggins [105], der durch verschiedene Glukokortikoïde bei Schafen Frühgeburten auslöste, die Beobachtung, daß vaginal geborene Lämmer des 117.–123. Trächtigkeitstages partiell luftgefüllte Lungen aufwiesen im Gegensatz zu nicht induzierten spontanen Frühgeburten der gleichen Trächtigkeitszeit. Er schloß damals daraus, daß eine glukokortikoidinduzierte (Liggins infundierte die Glukokortikoide intrafetal) Frühgeburt mit einem beschleunigten Erscheinen oberflächenaktiven Materials in den Lämmerlungen einhergehen könnte. 1971 konnten Naeye et al. [130] an 387 Autopsien neonatal verstorbener Kinder zeigen, daß die Nebennierengewichte von Kindern, die an hyalinen Membranen gestorben waren, um 19% niedriger waren als bei an anderen Ursachen gestorbenen Kindern. Er fand eine Korrelation zwischen Infektion vor der Geburt und der Abwesenheit von hyalinen Membranen. Die nach intrauterinen Infekten geborenen Kinder hatten deutlich höhere Nebennierengewichte. Karotkin et al. [92] zeigten eine signifikante Erhöhung des Phospholipidgehaltes in Lungenhomogenaten und alveolarer Waschflüssigkeit nach intrafetaler Applikation von Betamethason (bzw. Aminophyllin) bei Kaninchenfeten. Diese

Beobachtung wurde ergänzt durch Kotas et al. [98], die nach intraamnialer Gabe von Betamethason bei unreifen Rhesusaffen eine signifikante Erhöhung der L/S-Ratio sowie eine Vermehrung des Anteils an gesättigten Fettsäuren im Fruchtwasserlezithin feststellen konnten.

Nach Kortisolinjektion kommt es in fetalen Kaninchenlungen zu einer signifikanten Abnahme der Glykogenkonzentration und vermehrtem Einbau von Glucose in Phosphatidylcholin (PC). Als Mediator für die gesteigerte PC-Synthese wird das zyklische AMP angenommen [73].

1972 legten Liggins und Howie [106] die epochemachende Arbeit über die Wirkung antepartaler Betamethasongabe an die Mutter zur Verringerung des RDS-Risikos des Neugeborenen vor. In einer streng komponierten Doppelblindstudie konnte Liggins zeigen, daß die RDS-Frequenz in der betamethasonbehandelten Gruppe nur 9% gegenüber der Kontrollgruppe mit 25,8% betrug. Dabei war dieser präventive Effekt des Betamethasons um so ausgeprägter, je geringer das Gestationsalter (26.–32. SSW) bei der Geburt des Kindes war. Den 11,8% RDS in der mit Betamethason behandelten Gruppe standen 69,6% Kinder mit RDS in der lediglich mit Kortison behandelten Kontrollgruppe gegenüber. In der gleichen Ausgabe von „Pediatrics" bewiesen Baden et al. [12], daß die Applikation von Hydrokortison an neugeborene Kinder mit RDS ohne Effekt auf den Verlauf des RDS oder die Überlebensrate der Kinder war.

Halberstadt [80] et al. fanden nach Gabe von 16-Methylenprednisolon eine signifikante Senkung der RDS-Morbidität zwischen der 25. (!) und 30. SSW von 81% auf 33%, in der 31./32. SSW von 58% auf 7%. Bei Salle [159] betrug die RDS-Inzidenz nach Gabe von 2mal 12 mg Betamethason in 24 h vor der 37. SSW 7% gegenüber 20% bei unbehandelten Patientinnen.

Pardi et al. [141] konnten nach Betamethasongabe zwischen 26. und 32. SSW die RDS-Frequenz von 43,6% auf 13,6% senken, zwischen der 33. und 36. SSW von 9,8% auf 0%. Die neonatale RDS-Mortalität in der Kontrollgruppe betrug 20%, in der betamethasonbehandelten Gruppe 0%.

Schwenzel und Jung [168, 169] verzeichnen ebenfalls eine signifikante Abnahme der RDS-Frequenz zwischen 33. und 37. SSW von 41% auf 5%.

Block [24] konnte in einer betamethasonbehandelten Gruppe eine Reduktion der RDS-Inzidenz von 22,6% auf 8,7% nachweisen, während dies in einer mit Methylprednisolon behandelten Gruppe nicht der Fall war (RDS-Frequenz bei 25%). Auch eigene Untersuchungen nach Gabe von 6α-Methylprednisolon ergaben keine Reduktion der RDS-Morbidität.

Morrison [125] kommt nach Gabe von 4mal 500 mg Hydrokortison (im Abstand von 12 h) bei Kindern mit Geburtsgewichten zwischen 900 und 2000 g zu einer RDS-Inzidenz von 9% gegenüber 24% bei einer nicht behandelten Kontrollgruppe. Zwischen der 32. und 35. SSW findet er in der behandelten Gruppe keinen RDS-Fall mehr, allerdings betont dieser Autor ebenso wie Liggins und andere, daß mehr als 12 h (Block), nach Thornfeldt [188] 24–48 h zwischen Glukokortikoidgabe und Geburt verstrichen sein müssen.

Siebert [174] sieht nach intramuskulärer Gabe von 12–18 mg Betamethason keine Unterschiede für die RDS-Frequenz zwischen mit Betamethason und nur mit Tokolyse und Sedativa behandeltem Kollektiv. Quirk et al. [148] finden bei einem mittleren Geburtsgewicht der Kinder von 1500 ± 400 g nach Glukokortikoidgabe bei einer insgesamt überraschend niedrigen RDS-Inzidenz von 15% keine wesentliche Verbesserung nach Kortikoidgabe (14%). Diese negativen Reports stellen eine Ausnahme dar.

Liggins [106] nennt als Kontraindikation der Betamethasonbehandlung Patientinnen mit schwerer EPH-Gestose; hier ist die perinatale Mortalität der betamethasonbehandelten Kinder mit 31,6% gegenüber 15,4% in der nicht behandelten Kontrollgruppe deutlich erhöht.

Unter Kortikoidbehandlung kommt es zum Absinken der Harnöstrogenausscheidung und der Östron- und Östradiolkonzentration im mütterlichen Plasma um 38 bzw. 29% [138]; vorübergehende Hypercholesterinämie des Neugeborenen [3] wurde ebenfalls beschrieben. Kinder, deren Mütter auch in der Schwangerschaft wegen Asthma, Morbus Boeck, Colitis ulcerosa und anderer Erkrankungen Langzeitkortikoidbehandlungen benötigten, wiesen niedrigere Geburtsgewichte, niedrigere Plazentagewichte und kleinere Längenmaße auf. Nach 4–5 Jahren war das Längenwachstum aufgeholt, neurologische oder geistige Behinderungen wurden nicht beobachtet, außer bei einem Kind, das peripartal eine schwere Asphyxie durchgemacht hatte [97].

Im Rhesusaffenmodell fand Epstein [57] nach Kortikoidtherapie erhöhte fetale Lebergewichte, beschleunigte Differenzierungen von Nierenglomerula sowie bei einem Teil der steroidbehandelten Rhesusaffenfeten geschrumpfte und verdichtete Nervenzellen sowie eine verstärkte Gliose des Gehirngewebes. Johnson et al. [90] beschrieben erhöhte Lebergewichte, außerdem niedrigere Plazentagewichte mit Trophoblastendegeneration und vermehrter Fibrinabscheidung. Nach 13tägiger (!) Behandlung mit Betamethason teilte die gleiche Arbeitsgruppe [91] eine Verringerung der fetalen Kopfumfänge, der Plazenta- und Thymusgewichte sowie der Nebennierengewichte gegenüber einer unbehandelten Kontrollgruppe und gegenüber einer nur 3 Tage lang mit Betamethason behandelten Gruppe mit. Auch Änderungen des Bindegewebsgerüstes und der Dehnbarkeit der Alveolarwände wurden kürzlich beschrieben [17].

Im klinischen Einsatz ist vor einer unkritischen Anwendung der Glukokortikoide zu warnen, insbesondere dann, wenn sie, was in der Regel bei drohender Frühgeburt der Fall ist, mit einer tokolytischen Behandlung mit betasympathikomimetischen Substanzen kombiniert wird. In den vergangenen Jahren sind mehrere Fälle bekannt geworden, bei denen es nach Kombinationstherapie von Kortikoiden und Tokolytika zum Auftreten von schweren, sogar tödlichen interstitiellen Lungenödemen der Mütter kam [199].

Pathophysiologisch wird eine Kombination von antidiuretischem Effekt betaadrenerger Substanzen, gesteigerter Wasserretention in der Gravidität, Hypervolämie durch Anwendung von Kortikosteroiden und Flüssigkeitsüberladung durch die Tokolytika enthaltenden Trägerlösungen angenommen [88]. Noch nicht restlos geklärt ist, ob es unter der Einwirkung von betaadrenergen Substanzen zu einem Druckanstieg in der Arteria pulmonalis kommt, der zusammen mit betamethasonbedingter Senkung des kolloidosmotischen Drukkes und erhöhter Kapillarpermeabilität das Entstehen eines Lungenödems fördert.

Strenge Indikationsstellung zur Betamethasonbehandlung, sorgfältige Elektrolytkontrolle, strenge Einschränkung der enteralen und parenteralen Flüssigkeitsaufnahme und möglichst niedrige Dosierung der Tokolytika dürften bestimmend gewesen sein dafür, daß an unserer Klinik bedrohliche pulmonale Komplikationen bisher nicht aufgetreten sind.

Andere Substanzen sind auf ihre mögliche induktive Wirkung auf die Lungenreifung untersucht worden. Nach intravenöser Gabe von Ambroxol, einer von einem Bronchosekretolytikum (Bisolvon) abgeleiteten Substanz, fanden wir einen signifikanten Anstieg der L/S-Ratio im Fruchtwasser schon in der 30.–32. SSW, außerdem stieg der Palmitinsäureanteil des Fruchtwasserlezithins deutlich an [109, 111]. Eine klinische Doppelblindstudie konnte jedoch keine Senkung von RDS-Morbidität und -Mortalität erbringen [112].

Krieglsteiner et al. [99] fanden im Tierexperiment keine Veränderung des Phospholipidmusters fetaler Rattenlungen nach Ambroxolbehandlung, jedoch einen vermehrten Einbau markierter Methylgruppen in Phosphatidyläthanolamin nach Gabe von Carnitin [108].

Phenobarbital scheint den Phospholipidstoffwechsel der fetalen Lunge zu hemmen; eine Erklärung wäre, daß durch Phenobarbital die mikrosomalen Enzyme der Leber stimuliert werden, so daß endogen gebildete Kortikoide rascher oxidiert und konjugiert werden [96].

Dudenhausen fand nach Langzeittokolysebehandlung mit Fenoterol signifikant niedrigere Lec-Konzentrationen im Fruchtwasser zwischen der 33. und 39. SSW [55]. Eine Bestätigung und Erklärung dieser Beobachtung steht aus.

Thyroxin, intraamnial appliziert, führt bereits in der 31./32. SSW zu einem Absinken der Mikroviskosität des Fruchtwassers. Mashiach et al. [118] sahen bei 15 von 16 mit intraamnialer Thyroxingabe behandelten Kindern vor der 34. SSW kein RDS.

Van Petten [144] fand keine Veränderung von Druck-Volumen-Diagrammen unreifer Kaninchenlungen nach intrafetaler Injektion von Prolaktin, im Gegensatz zu Hamosh [84], der nach intrafetaler Gabe von Prolaktin eine signifikante Erhöhung des Gesamtphospholipidgehaltes, des Lezithin- und Dipalmityllezithingehaltes beschrieben hat.

Eine in Zukunft erfolgversprechende Substanz ist vielleicht Aminophyllin: Karotkin et al. [95] konnten am Kaninchen eine signifikante Erhöhung des Phospholipidgehaltes in der alveolaren Waschflüssigkeit nach intrafetaler Applikation der Substanz verzeichnen. Möglicherweise kommt es über eine kompetitive Hemmung der zyklischen AMP-Diesterase durch Theophyllin zu einem

Anstieg des zyklischen AMP, der seinerseits über Aktivierung hepatischer Phosphorylasen zu vermehrter Glykogenolyse und vermehrtem Angebot von Glucose-6-phosphat führt [5]. Ebenfalls erhöhte Werte für Lezithin in der alveolaren Waschflüssigkeit unreifer frühgeborener Kaninchen finden Barrett [14] und Corbet [44].

Kürzlich wurde eine klinische Studie am Menschen vorgelegt [79]: Bei 67 mit Aminophyllin behandelten und 75 Kontrollfällen, die alle vor der 35. SSW entbanden, betrug die perinatale Mortalität der Aminophyllingruppe 7,1%, der Kontrollgruppe 17,9%, die RDS-Frequenz in der Aminophyllingruppe 10% gegenüber 29,5% in der Kontrollgruppe.

Die Anwendung künstlichen oder natürlichen Surfactants, das den Neugeborenen endotracheal verabreicht wird, befindet sich noch in den Anfängen; sie ist nicht ohne Kritik geblieben [198].

5 Welche Methode zur Lungenreifebestimmung ist für die Klinik geeignet?

Die Palette der Lungenreifebestimmungen umfaßt von der einfachsten, auch von nicht allzu trainiertem Personal durchführbaren Methode (Clements-Test) bis hin zu sehr aufwendigen gaschromatographischen Analysen alle Schwierigkeitsgrade. Für die klinische Anwendung ist die leichte und schnelle Durchführbarkeit einer Methode zweifellos von Vorteil, doch ist, wie wir gezeigt haben, die Aussagekraft der sogenannten Schnellmethoden (Schaumtest, optische Dichte, direkte Oberflächenspannungsmessung) in vieler Hinsicht begrenzt. Nur bei Überschreiten des kritischen Grenzwertes einer Methode sind die Ergebnisse verwertbar. Den unseres Erachtens derzeit besten Kompromiß zwischen Zeitaufwand und Aussagekraft stellt die eindimensionale dünnschichtchromatographische L/S-Ratio-Bestimmung dar.

Sowohl Eintretens- und Erkennungswahrscheinlichkeit als auch Ausschlußwahrscheinlichkeit des Atemnotsyndroms sind mit dieser Methode, die relativ wenig Zeitaufwand erfordert (1 h für zwei Doppelbestimmungen), sehr gut. Die Durchführung dieser Bestimmung setzt geübtes Laborpersonal voraus; in der Praxis ist eine rechtzeitige, d. h. in die Entscheidungsfindung des Geburtshelfers noch eingehende Bestimmung der Lungenreife in fast allen Fällen möglich.

Die Durchführung der zweidimensionalen dünnschichtchromatographischen Bestimmung der Minorkomponenten, vor allem von Phosphatidylglycerol und Phosphatidylinositol, ist in Fällen mit ernsten Schwangerschaftskomplikationen, besonders Diabetes mellitus, schwerer EPH-Gestose, Rh-Inkompatibilität, und bei vorzeitigem Blasensprung vor der 36. SSW wünschenswert.

Der z. Z. noch erhebliche Aufwand bei der Durchführung dieser Analyse ist offensichtlich. Dennoch sollte an geburtshilflichen Zentren die Möglichkeit für die Bestimmungsmethode des „lung profile" vorhanden sein, die auch von Krankenhäusern der Umgebung wahrgenommen werden kann.

Die Messung der Fluoreszenzpolarisation im Fruchtwasser ist eine rasch durchzuführende, zur Ausschlußdiagnostik eines Atemnotsyndroms durchaus geeignete, durch die Anschaffung eines Mikroviskosimeters allerdings teure Globalbestimmungsmethode, die sich nur bei größerem Probenaufkommen lohnt.

Aussichtsreich in der näheren Zukunft dürfte die enzymatische Lezithinbestimmung werden. Der Umstand, daß sie ohne Dünnschichtchromatographie auskommt, könnte ihre Einführung in die klinische Routinelabordiagnostik wesentlich erleichtern. Da die Korrelation enzymatisch gemessener Lezithinwerte zur L/S-Ratio in ersten Untersuchungen recht gut ist, wird die Testdurchführung im Methodikteil beschrieben. Größere Untersuchungsreihen mit Bestimmung der Sensitivität und Spezifität der Methode zur RDS-Erkennung müssen allerdings noch vorgelegt werden, ebenso muß der kritische Grenzwert, der unter 5 mg% Lezithin liegen dürfte, noch exakt erarbeitet werden.

6 Arbeitsanleitungen

Wir haben bewußt die Darstellung der verschiedenen Methoden ausführlicher abgefaßt, als dies in wissenschaftlichen Publikationen gemeinhin üblich ist, und auch nur scheinbar unwesentliche Details beschrieben, damit nach den im folgenden angegebenen Anleitungen gearbeitet werden kann.

6.1 Probengewinnung

Frisches, durch Amniozentese, manchmal auch nach Blasensprung transvaginal über einen transzervikalen Katheter gewonnenes Fruchtwasser (5–10 ml) wird unmittelbar nach der Entnahme bei +4 °C mit 3000 Upm 10 min lang zentrifugiert (für die enzymatische Lezithinbestimmung mit 700 xg)[1], anschließend der Überstand dekantiert und, sofern die Probe nicht gleich weiterverarbeitet werden kann, bei −20 °C tiefgefroren. Blut- und mekoniumkontaminierte Proben haben wir verworfen.

6.2 L/S-Ratio-Bestimmung (Standardmethode)

Benötigte Reagenzien und Geräte

Reagenzien:
Methanol p. a., Chloroform p. a., N_2-Gas

Geräte:
Kühlzentrifuge, Wärmeschrank, Probenmischer (z. B. Whirl-Mix), Pasteur-Pipetten, konische Spitzkölbchen mit Schliff (5 ml), Mikrolupe, Spray-gun für Färbereagenz.

---

1 In Zukunft sollten einheitliche Zentrifugationsbedingungen eingehalten werden: 10 min
  700 xg

Vorbeschichtete DC-Platten, Entwicklungskammer, Entwicklungsgel, Bromthymolblau-Färbereagenz sind im Testset[2] enthalten.

Durchführung der Bestimmung

Zu 1 ml Fruchtwasser (nach Zentrifugation 10 min, 3000 Upm) wird 1 ml Methanol p.a. zugesetzt, anschließend 15 s gemischt, dann 2 ml Chloroform p.a. zugegeben und nochmals 30 s kräftig gemischt (Whirl-Mix). Durch 10minütiges Zentrifugieren wird die Emulsion getrennt. Mit einer Pasteur-Pipette wird die obere (wäßrige) Phase durchstoßen und die untere (chloroformische) Phase aufgesaugt, in ein 3 ml fassendes konisches Gefäß überführt und das Chloroform unter Stickstoffstrom abgedampft. Die Seiten des Gefäßes werden nochmals mit etwa 0,5 ml Chloroform benetzt, um den Lipidrückstand in der Spitze des Gefäßes zu konzentrieren. Der Acetonfällungsschritt wurde nicht durchgeführt. Ist der Lipidrückstand absolut trocken, wird er in 20 µl Chloroform aufgenommen; 4 µl des Lipidextraktes werden auf die aktivierten (30 min bei 110 °C) kieselgelbeschichteten Kunststoffplatten aufgetragen. Das mitgelieferte Entwicklungsgel wird schnell in den Trog der Kammer eingefüllt und glattgestrichen, dann die DC-Platte in die Kammer (8 · 8 cm) eingelegt, diese rasch und fest verschlossen und bis zu einer Laufhöhe von ca. 6,5 cm entwickelt (ca. 20 min). Die Platte wird dann entnommen, bei Raumtemperatur getrocknet und anschließend mit Bromthymolblaureagenz reichlich besprüht. Nach Trocknen des Chromatogramms (bei 100 °C) erscheinen die Lipidflecken dunkelblau. Die Planimetrie des Lezithin- und Sphingomyelinflecks erfolgt unter einer Mikrolupe mit 0,5-mm-Graduierung durch Messung von Höhe und Breite des Substanzflecks. Die so erhaltenen Fleckenflächen von Lezithin und Sphingomyelin werden dividiert und ergeben die L/S-Ratio.

6.3 Bestimmung der Phospholipidfraktionen durch zweidimensionale Dünnschichtchromatographie

Benötigte Reagenzien und Geräte

Zur Extraktion:
- Chloroform p.a., Methanol p.a., Aqua demineralisata, Äthanol absol. p.a., Aceton p.a., N_2-Gas;
- 15-ml-Spitzgläser (Normschliff), Rotationsverdampfer, heizbares Wasserbad, konische Spitzkölbchen mit Schliff (5 ml).

---

2 Chromat-o-screen Analysis Kit for L/S-Ratio-Determination. Hersteller: Diagnostica Inc., Miami, Fla. 33176; in Deutschland zu beziehen durch Fa. W. Sarstedt, Werk Nümbrecht, 5223 Nümbrecht

Zur Herstellung der DC-Platten:
- Ammoniumsulfat, Kieselgel 60 HR nach Stahl.
- Pyrex-DC-Platten (20 · 20 cm, 2 mm), Ausstreichgerät (Desaga), Porzellanmörser und Pistille, Wärmeschrank (110 °C).

Zur DC-Trennung und Auswertung der Chromatogramme:
- Dipalmityllezithin-Standard[3], Phosphatidylglycerol-Standard[3], Chloroform p. a., Methanol p. a., Aqua demineralisata, Eisessig p. a.;
- Tetrahydrofuran p. a., Formaldehyddimethylacetal p. a., wäßrige Ammoniaklösung;
- Mikroliterspritzen (1 µl, 10 µl, 50 µl), Ventilator mit Stufenschaltung (kalt), Wärmeschrank (70 °C, 100 °C), regelbare Heizplatte (bis 300 °C), Densitometer[4].

Extraktion der Fruchtwasserproben

Von dem Fruchtwasserüberstand werden 5 ml zu 35 ml Chloroform/Methanol (Volumverhältnis 2:1) in einen Scheidetrichter pipettiert und anschließend 1 min kräftig geschüttelt. Ist das eingesetzte Fruchtwasservolumen kleiner als 5 ml, so wird mit Aqua dest. auf 5 ml aufgefüllt, da sich sonst keine exakte Phasentrennung zwischen wäßriger und chloroformmethanolischer Phase ergibt. Die spontane Trennung der beiden Phasen wird abgewartet (3–4 h), anschließend die chloroformmethanolische (untere) Phase in Eindampfkolben mit Schliff (100 ml, konische Form) abgelassen. Dabei ist darauf zu achten, daß es nicht zu einer Beimischung aus der wäßrigen (oberen) Phase kommt.

Der Extrakt wird im Rotationsverdampfer (Büchi) zur Trockne eingeengt (Heiztemperatur des Wasserbades 50–55 °C). Bei Verringerung des Volumens im Extraktionskolben kommt es gelegentlich zu Trübungen des Extrakts durch geringe Mengen von Wasser, das in der chloroformmethanolischen Phase gelöst ist. Dieses wird durch Zusatz geringer Mengen Äthanol absol. (1–2 ml, evtl. mehrmals) beseitigt. Ist die Probe zur Trockne eingeengt, wird der Lipidextrakt, der sich wie ein gelblicher Film oder Tropfen in der Spitze des Extraktionskolbens gesammelt hat, mit 3mal 0,75 ml Chloroform quantitativ in ein 3 ml fassendes spitzkonisches Schliffkölbchen überführt.

Acetonfällung des Fruchtwasserlipidextrakts

Der Lipidextrakt wird unter Stickstoffstrom erneut zur Trockne eingeengt. Die Wand des konischen Kölbchens wird nochmals mit wenig Chloroform (0,5 ml) abgespült, um den Extrakt in der Konusspitze des Kölbchens zu konzentrieren,

---

3 Diese und andere Standards (PI, PS, PE, Sph) zu beziehen über Fa. Supelco, S. A., Rte de Celigny 3, CH-1299 Crans, Schweiz; in Deutschland über Fa. ict Handels-GmbH, Antoniterstr. 36, 6230 Frankfurt 80

4 Kontes-Densitometer, in Deutschland zu beziehen durch Fa. Pabisch KG, Atterseestraße 16, 8 München 60

danach erfolgt die endgültige Einengung des Extrakts unter Stickstoffstrom bis zur Trockne. Hierauf wird die Probe für 10 min in Eis gestellt, dann 2 Tropfen eiskaltes Aceton zugegeben und das Gefäß vorsichtig gedreht, so daß das Aceton die Wand benetzen kann. Dabei kommt es zur Ausbildung eines weißlichen Niederschlags an den Wänden und an der Spitze des Kölbchens. Dann werden 0,75 ml eiskaltes Aceton hinzupipettiert. Die Probe bleibt weitere 5 min im Eis stehen und wird dann 1 min bei 3000 Upm zentrifugiert (+4 °C!). Der Überstand, der die aceton*lösliche* Lipidfraktion enthält, wird in ein zweites konisches Schliffkölbchen dekantiert. Das erste Gefäß, das den aceton*unlöslichen* (aceton*präzipitablen*) Phospholipidextrakt enthält, wird umgedreht und auf Fließpapier gestellt, so daß allerletzte Spuren von Aceton aufgesaugt werden. Anschließend wird der Inhalt beider Testgefäße noch einmal unter Stickstoff getrocknet, danach zu den beiden Extrakten jeweils 30 µl Chloroform hinzugefügt. Die beiden gereinigten Lipidextrakte, die jetzt in 30 µl Chloroform gelöst vorliegen, werden bei −20 °C bis zur chromatographischen Trennung aufbewahrt.

Durchführung der zweidimensionalen Dünnschichtchromatographie der Fruchtwasserphospholipide

Vorbereitung der Dünnschichtplatten
Sorgfältig gewaschene und kurz vor dem Gebrauch nochmals mit Methanol abgewischte Pyrexplatten (20 · 20 cm, 2 mm dick) werden mit dem Ausstreichgerät[5] beschichtet.

Zur Vorbereitung des Kieselgels, für 5 Platten ausreichend, wiegt man zunächst 96,0 g Ammoniumsulfatlösung ($(NH_4)_2SO_4$, 5%ige wäßrige Lösung) ein, gibt anschließend 40 g Kieselgel 60 HR nach Stahl hinzu. Das Gemisch bleibt dann 15 min zum Quellen stehen und wird anschließend 5 min im Mörser mit einem Pistill verrührt, ins Auftragegerät gegeben und auf die Glasplatten ausgestrichen (Schichtdicke des Kieselgels 0,25 mm). Meist ließen wir die Platten über Nacht bei Raumluft trocknen und aktivierten sie unmittelbar vor dem Gebrauch 30 min lang bei 110 °C.

Auftragen des Lipidextrakts
In der rechten unteren Ecke, jeweils 3 cm vom unteren und vom rechten seitlichen Rand wird der acetonpräzipitable Lipidextrakt aufgetragen, meist 15 µl. Bei hochkonzentrierten Proben, wie sie bei höherem Gestationsalter ab 38. SSW häufiger sind, wird die Auftragemenge auf 10 µl reduziert, da sich die Trennung der Einzelfraktionen durch Überladung der Platte verschlechtern würde. Um den Auftrageschritt möglichst rasch zu bewerkstelligen, wird ein Ventilator (kalt, Stufe 1) in einiger Entfernung von der Platte aufgestellt. Der Auftragefleck darf nicht größer als maximal 1,5–2 mm im Durchmesser sein.

---

5 Fa. Desaga, 69 Heidelberg

Anschließend wird 1 µl (Dipalmityl-)Lezithin-Standard aufgetragen, in gleicher Höhe vom unteren Rand, sowie 15 µl der acetonlöslichen Fraktion. Danach wird die Platte senkrecht in den 1. Entwicklungstank gestellt (Abb. 44).

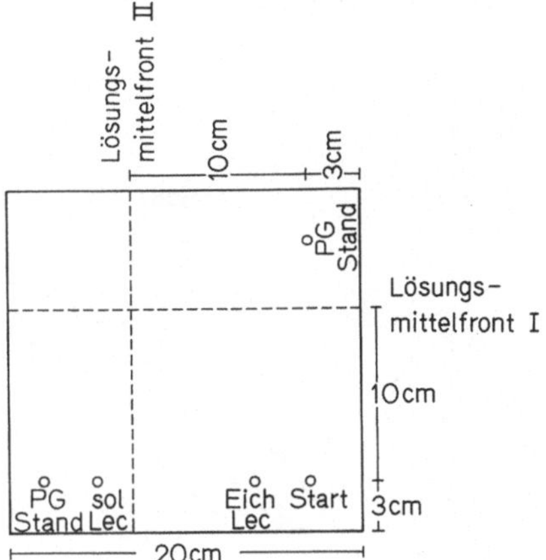

Abb. 44. Auftrageschema zur zweidimensionalen Trennung von Fruchtwasserphospholipiden. Abkürzungen im Text

Entwickeln der DC-Platten

Das Entwicklungssolvens I ist folgendermaßen zusammengesetzt (Menge ausreichend für 2 Kammern): 130 ml Chloroform, 50 ml Methanol, 16 ml Eisessig, 8 ml Aqua dest. Die Platte wird entwickelt, bis die Lösungsmittelfront eine Höhe von 13 cm erreicht hat, anschließend flach gelegt, und bei mildem kaltem Ventilatorluftstrom wird 2 min lang das Lösungsmittel abgeblasen. Anschließend wird die Platte 8 min lang bei 70 °C reaktiviert. Nach Entnehmen der Platte aus dem Wärmeschrank wird auf der noch nicht mit Lösungsmittel in Berührung gekommenen Ecke (rechts oben) 3 cm vom Rand 1 µl Phosphatidylglycerol-Standard aufgetragen, danach die Platte um 90° im Uhrzeigersinn gedreht und in die 2. Entwicklungskammer gestellt. Auch dieser Schritt muß rasch durchgeführt werden, damit die Platte nicht länger als unbedingt nötig der Raumtemperatur ausgesetzt ist.

Das II. Laufmittel ist folgendermaßen zusammengesetzt: 100 ml Tetrahydrofuran, 70 ml Methylal = Formaldehyddimethylacetal, 20 ml Methanol, 10 ml 2n NH_4OH. Wieder wird die Platte bis zu einer Höhe von insgesamt 13 cm entwickelt, anschließend wird das Lösungsmittel 2 min abgeblasen, danach die Platte 5 min im Wärmeschrank bei 100 °C vorgeheizt. Zuletzt wird die Dünnschichtplatte auf eine exakt funktionierende Heizplatte mit 280 °C Oberflächentemperatur plaziert und 5 min lang verascht. Die Substanzflecken färben sich entsprechend dem entstehenden Kohlenstoff dunkelbraun bis schwarz an. Nach Abkühlung erfolgt die densitometrische Auswertung.

Reflexionsdensitometrie

Sie wird durchgeführt mit einem Densitometer („single beam" mit schmalem Lesekopf, Registrierung des *reflektierten* Lichtes).

Jeder identifizierbare Fleck auf der Platte wird einzeln densitometriert, zunächst in vertikaler, dann in horizontaler Richtung. Die densitometrischen Kurven werden auf einem x-y-Schreiber aufgezeichnet.

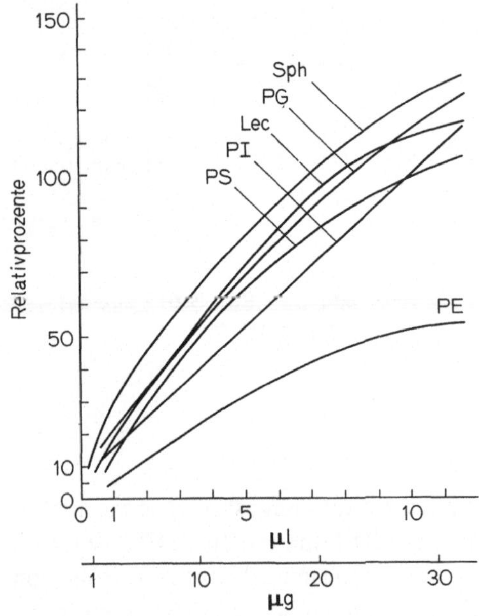

Abb. 45. Densitometrische Schwärzungskurven von Standardphospholipidgemischen

Es folgt die Berechnung der Peakflächen, die Korrektur entsprechend den unterschiedlichen Schwärzungskurven (s. Abb. 45) nach folgender Formel:

$$\text{Relativprozente} = \frac{L \cdot Q \cdot 100}{L_{\text{Eichlec}} \cdot Q_{\text{Eichlec}}}$$

L = Spotfläche (Längsscan = Laufrichtung I)
  = Höhe mal Breite$_{1/2 \text{ Höhe}}$
Q = Spotfläche (Querscan = Laufrichtung II)
  = Höhe mal Breite$_{1/2 \text{ Höhe}}$

danach die Umrechnung über den mitgeführten bekannten Lezithin-Standard auf µg Substanz/100 ml Fruchtwasser bzw. Prozentanteil der Substanz an der Gesamtphospholipidfraktion.

6.4 Bestimmung der Mikroviskosität des Fruchtwassers

Benötigte Reagenzien und Geräte

1,6-Diphenyl-1,3,5-hexatrien (DPH)[6], Phosphatpuffer PBS (pH 7,20–7,22); Probenmischer (z. B. Multiaxle Rotator), Quarzküvetten (d = 10 mm), Mikroviskosimeter[6].

Testprinzip

Zwischen der Mikroviskosität (η) einer Probe, die in wäßriger Lösung suspendierte Lipide enthält, und der Fluoreszenzpolarisation (P) des an die Lipidmoleküle adsorbierten Fluoreszenzfarbstoffs besteht eine direkte Proportionalität. Der gemessene Wert P ist über folgende Formel mit der Mikroviskosität [213] einer Probe verknüpft:

$$P = \frac{\bar{\eta}}{T \cdot \tau}$$

Dabei ist $\bar{\eta}$ = Mikroviskosität (Poise),
  T = absolute Temperatur (Kelvin),
  τ = mittlere Dauer des angeregten Zustands der fluoreszierenden Probe.

Hält man T durch Messung bei einer Temperatur von 24 °C = (273 + 24) K und durch entsprechende Eichung des Gerätes vor jeder Messung konstant, so ist P direkt proportional η; die Formel hiefür ist $\eta = \dfrac{2P}{0{,}45 - P}$ [117].

Die Probe wird angeregt durch polarisiertes Licht, und es wird die *Depolarisation* der Fluoreszenz, bedingt durch die Rotation der Probenmoleküle, gemessen. Hochvisköse Flüssigkeiten verhindern die Rotation der Probenmoleküle, so daß das emittierte Licht einen hohen Grad von Polarisation *beibehält*. Durch Registrierung der Emission des polarisierten Lichtes in 2 senkrecht zueinander stehenden Ebenen, kann der Wert P, der das Maß der Depolarisation charakterisiert, bestimmt werden:

$$P = \frac{I_{\parallel} - I_{\perp}}{I_{\parallel} + I_{\perp}}$$

Dabei ist $I_{\parallel}$ die Emission polarisierten Lichtes *parallel* zur anregenden Lichtquelle,

  $I_{\perp}$ die Emission polarisierten Lichtes *senkrecht* zur anregenden Lichtquelle.

Lichtquelle ist eine monochromatische Quecksilberdampflampe (λ = 365 nm), die Licht durch einen Glan-Thompson-Polarizer aussendet. Dieses

---

6 Fa. Elscint GmbH, Freudenbergstraße 27, 62 Wiesbaden-Schierstein

Licht trifft auf den an die Lipidmoleküle im Fruchtwasser angelagerten Fluoreszenzfarbstoff DPH. Durch eine optische Meßvorrichtung wird das aus der Probe austretende polarisierte Licht in zwei senkrecht aufeinanderstehenden Ebenen aufgefangen, verstärkt und die Fluoreszenzpolarisation (P) digital angegeben.

Durchführung der Bestimmung

Die Vorbereitung der Fruchtwasserproben, wie üblich 10 min bei 3000 Upm zentrifugiert, für die Messung der Fluoreszenzpolarisation und die Messung selbst sind denkbar einfach. DPH (= 1,6-Diphenyl-1,3,5-hexatrien), ein lipophiler Fluoreszenzfarbstoff, wird in lichtgeschützten Ampullen geliefert. Es wird eine 0,05%ige (= 10^{-6} M) DPH-Lösung im Phosphatpuffer PBS (pH 7,20–7,22) vorbereitet, die vor jeder Meßserie frisch zubereitet werden muß. Zu 1 ml Fruchtwasser werden 4 ml der verdünnten DPH-Lösung zugesetzt, danach wird 30 min lang bei Raumtemperatur gemischt (z.B. Multiaxle Rotator). Anschließend sind die Proben meßbereit. Die Messung im Mikroviskosimeter (Quarzküvetten, Schichtdicke 10 mm) wird bei +24 °C durchgeführt. Der Wert P kann nach Durchführung verschiedener Eichschritte am Gerät digital abgelesen werden.

Der Zeitaufwand für die Messung ist gering (1–2 min). Man benötigt 15 min zum Anheizen des Mikroviskosimeters UV-1. Dies kann geschehen, solange die Proben mit dem Fluoreszenzfarbstoff gemischt werden. Der Zeitaufwand für eine Probe beträgt etwa 45 min und vergrößert sich kaum, wenn Serienmessungen durchgeführt werden.

6.5 Schaumtest nach Clements

Benötigte Reagenzien und Geräte

0,9%ige NaCl-Lösung, Äthanol p. a., Rundbodengläser (13 · 85 mm, 7 ml).

Testprinzip

Lungensurfactant bildet stabile Oberflächenfilme, die nach Schütteln für Stunden stabile Schäume an der Flüssigkeit-Luft-Grenzfläche bilden. Andere im Fruchtwasser vorhandene Substanzen wie Proteine, Salze von Gallensäuren, Salze von freien Fettsäuren bilden ebenfalls stabile Schäume, können aber durch Zusatz von Äthanol eliminiert werden (Abb. 46). Bei einem Volumenanteil von 47,5 % Äthanol sind an der Schaumbildung praktisch nur noch 2kettige Phospholipide beteiligt. Zwar werden sowohl durch ungesättigte als auch gesättigte Lezithine Schäume gebildet, doch brechen die aus ungesättigten Lezithinen entstandenen innerhalb von Sekunden zusammen, während die von gesättigtem Lezithin über Stunden bei Raumtemperatur bestehen bleiben. Das Herstellen einer Fruchtwasser-Äthanol-Verdünnungsreihe erlaubt eine semiquantitative Aussage über die Menge an vorhandenen oberflächenaktiven Phospholipiden (Lezithin).

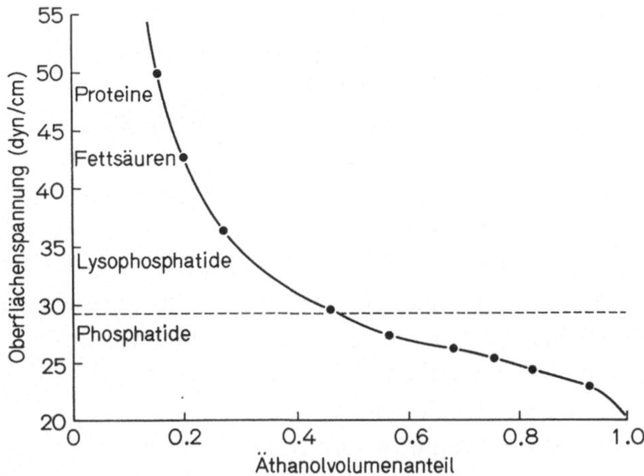

Abb. 46. Veränderung der Oberflächenspannung von Äthanol-Fruchtwasser-Gemischen in Abhängigkeit vom Äthanolanteil. Biologische oberflächenaktive Substanzen sind ihrer oberflächenaktiven Potenz entsprechend auf der y-Achse aufgetragen. Beträgt der Äthanolvolumenanteil 47,5%, sind nur noch die Phosphatide oberflächenaktiv. (Aus [40])

Durchführung der Bestimmung

In 5 chromschwefelsäuregereinigte Rundbodengläser (Nr. 1–5; 13 mm, Fassungsvolumen ca. 7 ml) wird 10 min lang bei 3000 Upm zentrifugiertes Fruchtwasser (1,0 ml, 0,75 ml, 0,5 ml, 0,25 ml, 0,2 ml) pipettiert. Gleiche Volumina (1 ml) werden durch Zugabe von 0,9%iger NaCl-Lösung (0 ml, 0,25 ml, 0,5 ml, 0,75 ml, 0,8 ml) hergestellt. Allen Gläsern wird je 1 ml Äthanol (95%ig) zugegeben, dann werden die Gläser mit sauberen Gummistopfen verschlossen und exakt 15 s (Stoppuhr) kräftig geschüttelt.

Proben 15 min ruhig stehen lassen; dann Schaumbildung in Röhrchen 1–5 (gegen schwarzen Hintergrund) ablesen. Fehlende Schaumbildung in Gläschen 1 (1:1-Verdünnung) gilt als negatives Ergebnis; Schaumbildung bis Gläschen 3 (1:3-Verdünnung) gilt als positives Ergebnis.

6.6 Enzymatische Lezithinbestimmung

Benötigte Reagenzien und Geräte

Außer den im Kit gelieferten Reagenzien 1–5 benötigt man lediglich Aqua dest. zum Herstellen von Lösung 3[7];

Lösung 1: Borat/Borax-Puffer (200 mmol/l, pH 8,0)

Magnesiumsulfat (10 mmol/l), Detergens

---

7 Fa. Boehringer, Abteilung Diagnostika, 68 Mannheim. Der Test-Kit wird ab Herbst 1981 im Handel sein

Lösung 2:   Phospholipase C ($\geq$ 80 U/ml)
            alkalische Phosphatase ($\geq$ 100 U/ml)
Lösung 3:   NADH (4 mmol/l)
            ATP (20 mmol/l), Phosphoenolpyruvat (PEP) (7 mmol/l)
            Glucose (45 mmol/l)
Lösung 4:   Phosphokinase (PK) ($\geq$ 300 U/ml), Laktatdehydrogenase (LDH)
            ($\geq$ 300 U/ml)
Lösung 5:   Cholinkinase ($\geq$ 2,0 U/ml)
Pipetten, Zentrifugengläser (10 ml), Glasmurmeln zum Verschließen der Zentri-
fugengläser, Probenmischer (z. B. Whirl-Mix);
regelbares Wasserbad (37 °C, 100 °C);
Photometer (Hg 365 nm oder Hg 340 nm);
Glas- oder Einmalküvetten (d = 10 mm).

Testprinzip

Nach Auftrennung des Lezithinmoleküls über zwei Stufen in Diglycerid, Cholin
und Phosphat wird Cholin unter Mitwirkung von ATP und Cholinkinase
rephosphoryliert.

Aus Phosphoenolpyruvat und dem angefallenen ADP wird unter Mitwirkung
von Phosphokinase ATP und Pyruvat gebildet, das nach Zugabe von NADH
+ H$^+$ durch LDH in Lactat und NAD$^+$ übergeführt wird. Die gemessene Abnahme an NADH ist der aus Lezithin anfallenden Menge an Cholin proportional.

Durchführung der Bestimmung

a) Lezithinspaltung
In 10-ml-Zentrifugengläser werden pipettiert:

	Reagenzien- leerwert (*RL*)	Probe (*Pr*)
Lösung 1	1,00 ml	1,00 ml
Suspension 2	0,05 ml	0,05 ml
Fruchtwasser	—	1,00 ml
Aqua dest.	1,00 ml	—

und gemischt, die Gläser verschlossen, 20 min bei 37 °C im Wasserbad inkubiert,
danach 5 min in kochendes Wasserbad gestellt. Nach Abkühlen auf 20–25 °C

	RL	*Pr*
Lösung 3	0,10 ml	0,10 ml
Suspension 4	0,02 ml	0,02 ml

zugeben, mischen, evtl. zentrifugieren (3 min, 700 xg), 10 min stehen lassen
(einschließlich Zentrifugierzeit).

b) Messung des gespaltenen Lezithins
In Küvetten (d = 10 mm) werden pipettiert:

	RL	*Pr*
Überstand des RL	1,50 ml	—
Überstand der Probe	—	1,50 ml

und die Extinktion von Reagenzienleerwert ($E1_{RL}$) und Probe ($E1_{Pr}$) (λ = 365 nm) gemessen. Danach

	RL	*Pr*
Lösung 5	0,05 ml	0,05 ml

zusetzen, mischen, 20 min bei 20–25 °C stehenlassen; dann Extinktionen von Probe und Reagenzienleerwert unmittelbar hintereinander messen; (E_1–E_2) berechnen.

$$E = (E_1-E_2)_{Probe} - (E_1-E_2)_{RL}$$

Die Konzentration des Lezithins wird berechnet nach:

$$\text{Lezithin} \quad (mg/100\,ml) = E \cdot 48,34$$
$$(nmol/l) \quad = E \cdot 659,50$$

7 Literatur

1. Abassi V, Merchant K, Abramson D (1977) Postnatal triiodthyronine concentrations in healthy preterm infants and in infants with respiratory distress syndrome. Pediat Res 11:802
2. Aderjan R, Rauh W, Vecsei P, Lorenz U, Rüttgers H (1977) Determination of cortisol, tetrahydrocortisol, tetrahydrocortisone, corticosterone, and aldosterone in human amniotic fluid. J Steroid Biochem 8:525
3. Andersen GE, Friis-Hansen P (1978) Hypercholesterolemia in the newborn: Occurrence after antepartum treatment with Betamethasone-Phenobarbital-Ritodrine for the prevention of the respiratory distress syndrome. Pediatrics 62:9
4. Andrews BF (1970) Amniotic fluid studies to determine maturity. Pediatr Clin North Am 17:49
5. Aranda JV (1976) Metabolic effect of theophylline in the premature neonate. Pediatrics 89:833
6. Arias F, Pineda J, Johnson LW (1979) Changes in human amniotic fluid lecithin/ sphingomyelin ratio and dipalmitoyl lecithin associated with maternal betamethasone therapy. Am J Obstet Gynecol 133:894
7. Armstrong D, Wormer DE van (1972) Rapid determination of pulmonary surfactant. Am J Obstet Gynecol 114:1083
8. Armstrong D, Wormer DE van, Gideon WP (1976) Prediciting respiratory distress by thin-layer chromatography of the newborn gastric aspirate. Obstet Gynecol 48:35
9. Arvidson G, Ekelund H, Astedt B (1972) Phospholipid composition of human amniotic fluid during gestation and at term. Acta Obstet Gynecol Scand 51:71
10. Avery ME (1964) The lung and its disorders in the newborn infant. Saunders, Philadelphia
11. Avery ME, Mead J (1959) Surface properties in relation to atelectasis and hyaline membrane disease. Am J Dis Child 97:517
12. Baden M, Bauer ChR, Colle E, Klein G, Taeusch HW, Stern L (1972) A controlled trial of hydrocortisone therapy in infants with respiratory distress syndrome. Pediatrics 50:526
13. Balint JA, Kyriakides EC, Gunawardhane H, Risenberg H (1978) Surfactant lecithin fatty acid composition and its relationship to the infantile respiratory distress syndrome. Pediatr Res 12:715
14. Barrett CT, Sevianian A, Phelps DL, Gilden C, Kaplan SA (1978) Effects of cortisol and aminophylline upon survival, pulmonary mechanics, and secreted phosphatidyl choline aof prematurely delivered rabbits. Pediatr Res 12:38
15. Bartlett GR (1959) Phosphorus assay in column chromatography. J Biol Chem 234:466
16. Bayer H, Bonnar J, Phizackerley PJR, Moore RA, Wylie F (1973) Amniotic fluid phospholipids in normal and abnormal pregnancies. J Obstet Gynaecol Br 80:333

17. Beck JC, Mitzner W, Johnson JWC, Hutchins GM (1981) Betamethasone and the rhesus fetus: effect on lung morphometry and connective tissue. Pediatr Res 15:235
18. Benzie RJ, Doran TA, Harkins JL, Owen VMJ, Porter CJ (1974) Composition of the amniotic fluid and maternal serum in pregnancy. Am J Obstet Gynecol 119:798
19. Berkowitz RL, Bonta BW, Warshaw JE (1976) The relationship between premature rupture of the membranes and the respiratory distress syndrome. Am J Obstet Gynecol 124:712
20. Bhagwanani SG, Fahmi D, Turnbull AC (1972) Quick determination of amniotic fluid lecithin concentration for prediction of neonatal respiratory distress. Lancet II:66
21. Bhagwanani SG, Fahmi D, Turnbull AC (1972) Prediction of neonatal respiratory distress by estimation of amniotic fluid lecithin. Lancet I:154
22. Biezenski II, Pomerance W, Goodman I (1968) Studies on the origin of amniotic fluid lipids. Am J Obstet Gynecol 102:853
23. Bleyl U (1972) Pathomorphologie und Pathogenese des Atemnotsyndroms. Verh Dtsch Ges Pathol 55:39
24. Block MF, Kling OR, Crosby WM (1977) Antenatal glucocorticoid therapy for the prevention of respiratory distress syndrome in the premature infant. Obstet Gynecol 50:186
25. Blumenfeld TA, Driscoll JM, James LS (1974) Lecithin/sphingomyelin ratios in tracheal and pharyngeal aspirates in respiratory distress syndrome. J Pediatr 85:403
26. Blumenfeld TA, Stark RJ, James LS, George JD, Dyrenfurth J, Freda VJ, Shinitzky M (1979) Bestimmung der fetalen Lungenreife mit Hilfe der Fluoreszenzpolarisation des Fruchtwassers. Gynaekol Rundsch 19:116
27. Boddy K, Dawes GS (1957) Fetal breathing. Br Med Bull 31:3
28. Body DR (1971) The phospholipid composition of pig lung surfactant. Lipids 6:625
29. Body DR, Gray GM (1967) The isolation and characterization of phosphatidylglycerol and a structural isomer from pig lung. Chem Phys Lipids 1:254
30. Boyce ES, Dawes GS, Gough JD, Poore ER (1976) Doppler ultrasound method for detecting human fetal breathing in utero. Br Med J II:17
31. Brosens J, Gordon H (1966) The estimation of maturity by cytological examination of the liquor amnii. J Obstet Gynaecol Br 73:88
32. Brumley GW (1971) Lung development and lecithin metabolism. Arch Intern Med 127:413
33. Bryson MJ, Gabert HA, Stenchever MA (1972) Amniotic fluid lecithin/sphingomyelin ratio as an assessment of fetal pulmonary maturity. Am J Obstet Gynecol 114:208
34. Buckingham S, McNary WF, Sommers SC, Rothschild J (1968) Is lung an analogue of Moog's developing intestine? I. Phosphatases and pulmonary alveolar differentiation in fetal rabbits. Fed Proc 27:328
35. Bustos R, Ballejo G, Giussi G, Rosas R, Isa JC (1978) Inhibition of fetal lung maturation by indomethacin in pregnant rabbits. J Perinat Med 6:240
36. Bustos R, Giussi G, Vinacur J, Duhagon P, Magri R, Xercavins J, Caballero C (1979) Determination of fetal lung maturity by L/S ratio, „shake test" and phosphatidylglycerol in amniotic fluid. J Perinat Med 7:78
37. Centene J, Cedard L, Henrion R, Tchobroutsky C, Amiel-Tison C, Varangot J (1972) Le rapport lécithine/sphingomyeline dans le liquide amniotique. J Gynecol Obstet Biol Reprod (Paris) 1:407
38. Chopra IJ, Crandall BF (1975) Thyroid hormones and thyrotropin in amniotic fluid. N Engl J Med 292:740
39. Clements JA (1957) Surface tension of lung extracts. Proc Soc Exp Biol Med 95:170
40. Clements JA, Platzker ACG, Tierney DF, Hobel CJ (1972) Assessment of the risk of

the respiratory distress syndrome by a rapid test for surfactant in amniotic fluid. N Engl J Med 286:1077

41. Cohen W, Fencl M, Tulchinsky D (1976) Amniotic fluid cortisol after premature rupture of membranes. J Pediatr 88:1007

42. Condorelli S, Cosmi EV, Scarpelli EM (1974) Extrapulmonary source of amniotic fluid phospholipids. Am J Obstet Gynecol 118:842

43. Copeland W, Stempel L, Lott JA, Zuspan FP (1978) Assessment of a rapid test on amniotic fluid for estimating fetal lung maturity. Am J Obstet Gynecol 130:225

44. Corbet AJ, Flax P, Alston C, Rudolph AJ (1978) Effect of aminophyllin and dexamethasone on secretion of pulmonary surfactant in fetal rabbits. Pediatrics 12:797

45. Curet LB, Olson RW, Schneider JM, Zachmann RD (1979) Effect of diabetes mellitus on amniotic fluid lecithin/sphingomyelin ratio and respiratory distress syndrome. Am J Obstet Gynecol 135:10

46. Dask SK, Foster HW, Adhikary PK, Mody BB, Bhattacharyya KB (1975) Gestational variation of fatty acid composition of human amniotic fluid lipids. Obstet Gynecol 45:425

47. Dawood MY (1977) Hormones in amniotic fluid. Am J Obstet Gynecol 128:576

48. Depp R (1980) Present status of the assessment of fetal maturity. Semin Perinatol 4/3:229

49. Diedrich K, Stefan M, Krebs D (1978) The effect of betamethasone therapy on the L/S-ratio in amniotic fluid. J Perinat Med 6:22

50. Diedrich K, Roth G, Krebs D (1978) Die Messung der Fluoreszenzpolarisation im Fruchtwasser zur Bestimmung der fetalen Lungenreife. Z Geburtshilfe Perinatol 182:405

51. Diedrich K, Hepp S, Welker H, Krebs D, Beutler H-O, Michal G (1979) Die enzymatische Lecithinbestimmung im Fruchtwasser zur Beurteilung der fetalen Lungenreife. Geburtshilfe Frauenheilkd 39:849

52. Doenhoelter JH, Pritchard JA (1977) Fetal respiration. Am J Obstet Gynecol 129:326

53. Doran TA, Benzie RJ, Harkins JL, Owen VMJ, Porter CJ, Thompson DW, Liedgren SJ (1974) Amniotic fluid tests for fetal maturity. Am J Obstet Gynecol 119:829

54. Doran TA, Ford JA, Allen LC, Wong PY, Benzie RJ (1979) Amniotic fluid lecithin/sphingomyelin ratio, palmitic acid/stearic acid ratio, total cortisol, creatinine and percentage of lipid-positive cells in assessment of fetal maturity: a comparison. Am J Obstet Gynecol 133:302

55. Dudenhausen JW, Kynast G, Lange-Lindberg A-M, Saling E (1978) Influence of long-term beta-mimetic therapy on the lecithin content of amniotic fluid. Gynecol Obstet Invest 9:205

56. Enlander D (1972) Amniotic fluid indicators of fetal maturity. Obstet Gynecol 40:605

57. Epstein MF, Farrell PM, Sparks JW, Pepe G, Driscoll SG, Chez RA (1977) Maternal betamethasone and fetal growth and development in the monkey. Am J Obstet Gynecol 127:261

58. Evans JJ (1975) Prediction of respiratory-distress syndrome by shake test on newborn gastric aspirate. N Engl J Med 292:1113

59. Farrell PM, Avery ME (1975) Hyaline membrane disease. Am Rev Respir Dis 111:657

60. Farrell PM, Hamosh M (1978) The biochemistry of fetal lung development. In: Stern L (ed) Clinics in Perinatology, vol 5/2. Saunders, Philadelphia

61. Fencl M, Tulchinsky D (1975) Total cortisol in amniotic fluid and fetal lung maturation. N Engl J Med 292:1133
62. Fex G, Holmberg N-G, Löfstrand T (1975) Phospholipids and creatinine in amniotic fluid in relation to gestational age. Part I. Normal pregnancy. Acta Obstet Gynecol Scand 54:425
63. Figo (1977) WHO: Recommended definitions, terminology and format for statistical tables related to the perinatal period and use of a new certificate for cause of perinatal deaths. Acta Obstet Gynecol Scand 56:247
64. Frantz T, Lindback T, Skjaeraasen J, Gravens S (1975) Phospholipids in amniotic fluid. II. Lecithin fatty acid patterns related to gestation, maternal disease and fetal outcome. Acta Obstet Gynecol Scand 54:33
65. Frantz T, Lindback T, Skjaeraasen J, Gravens S (1975) Phospholipids in amniotic fluid (II). Acta Obstet Gynecol Scand 54:38
66. Fujiwara T, Adams FH, Sipos S, El-Salawy A (1968) „Alveolar" and whole lung phospholipids of the developing fetal lamb lung. Am J Physiol 215:375
67. Gabert HA, Bryson MJ, Stenchever MA (1973) The effect of cesarean section on respiratory distress in the presence of a mature lecithin/sphingomyelin ratio. Am J Obstet Gynecol 116:366
68. Gandy G, Jacobson W, Gairdner D (1970) Hyaline membrane disease. I. Cellular changes. Arch Dis Child 45:289
69. Gebhardt DOE, Beintema A, De Rooij RE, Wildeboer FN, Merkus JMWM (1975) A study of the lecithin/sphingomyelin ratio of amniotic fluid. Clin Chim Acta 64:133
70. Gerbie MV, Gerbie AB, Boehm J (1972) Diagnosis of fetal maturity by amniotic fluid phospholipids. Am J Obstet Gynecol 114:1078
71. Gerner R, Halberstadt E (1976) Tierexperimentelle Untersuchungen zur Frage der optimalen Synthesestimulierung des Lecithins in der fetalen Lunge durch Glukokorticoide. Z Geburtshilfe Perinatol 180:189
72. Gerner R, Halberstadt E, Fortmeyer H-P (1976) In vivo und in vitro Untersuchungen zur Wirkung von Decortilen (16-Methylenprednisolon) auf die Lecithinsynthese der fetalen Lunge. Z Geburtshilfe Perinatol 180:183
73. Gilden C, Sevanian A, Tierney DF, Kaplan SA, Barrett CT (1977) Regulation of fetal lung phosphatidylcholine synthesis by cortisol. Role of glycogen and glucose. Pediatr Res 11:845
74. Gluck L, Kulovich MV (1973) Lecithin/sphingomyelin ratios in amniotic fluid in normal and abnormal pregnancy. Am J Obstet Gynecol 115:539
75. Gluck L, Sribney M, Kulovich MV (1967) The biochemical development fo surface activity in mammalian lung (II). Pediatr Res 1:247
76. Gluck L, Kulovich MV, Borer RC, Brenner PH, Anderson GG, Spellacy WN (1971) Diagnosis of respiratory distress syndrome by amniocentesis. Am J Obstet Gynecol 109:440
77. Gluck L, Kulovich MV, Eidelman AJ, Cordero L, Khazin AF (1972) The biochemical development of surface activity in mammalian lung. IV. Pulmonary lecithin synthesis in the human fetus and newborn and the etiology of the respiratory distress syndrome. Pediatr Res 6:81
78. Gonn Yonen R, Tal J, Oettinger M, Samberg I, Sharf M, Yechield H, Boxer J (1978) Assessment of fetal lung maturity by a microviscosimeter. Obstet Gynecol 51:422
79. Hadjigeorgiou E, Kitsiou S, Psaroudakis A, Segos C, Nicolopoulos D, Kaskarelis D (1979) Antepartum aminophylline treatment for prevention of the respiratory distress syndrome in premature infants. Am J Obstet Gynecol 135:257
80. Halberstadt E, Gerner R, Eckert H, Löwenich Vv (1977) Zur Prophylaxe des hyalinen Membransyndroms – Indikation und Ergebnisse. Arch Gynecol 224:112

81. Hallman M, Raivio K (1974) Studies on the biosynthesis of disaturated lecithin of the lung: The importance of the lysolecithine pathway. Pediatr Res 8:874

82. Hallman M, Kulovich M, Kirkpatrick E, Sugarman RG, Gluck L (1976) Phosphatidylinositol and phosphatidylglycerol in amniotic fluid: indices of lung maturity. Am J Obstet Gynecol 125:613

83. Hallman M, Feldman BH, Kirkpatrick E, Gluck L (1977) Absence of phosphatidylglycerol (PG) in respiratory distress syndrome in the newborn. Pediatr Res 11:714

84. Hamosh M, Hamosh P (1977) The effect of prolactin on the lecithin content of fetal rabbit lung. J Clin Invest 59:1002

85. Harrison RF (1972) Amniotic fluid uric acid levels in the maturing fetus. J Obstet Gynaecol Br 79:708

86. Hobbins JC, Brock W, Speroff L, Anderson GG, Caldwell B (1972) L/S ratio in predicting pulmonary maturity in utero. Obstet Gynecol 39:661

87. Hocheim K (1903) Über einige Befunde in den Lungen von Neugeborenen und die Beziehung derselben zur Aspiration von Fruchtwasser. Zentralbl Pathol 14:537

88. Jakobs MM, Knight AB, Arias F (1980) Maternal pulmonary edema resulting from betamimetic and glucocorticoid therapy. Obstet Gynecol 56:56

89. Johnson B, Hensleigh PA (1978) Surfactant tests and amniotic fluid cortisol. Am J Obstet Gynecol 130:906

90. Johnson JWC, London WT, Palmer AE, Scott R, Kearney K, Mitzner W (1978) Glucocorticoids and the rhesus fetal lung. Am J Obstet Gynecol 130:906

91. Johnson JWC, Mitzner W, London WT, Palmer AE, Scott R (1979) Betamethasone and the rhesus fetus: Multisystemic effects. Am J Obstet Gynecol 133:677

92. Johnson LW (1977) Determining fetal lung maturity: a sensitive surfactant method. Am J Obstet Gynecol 129:190

93. Jones MD, Burd LJ, Bowes WA, Battaglia FC, Lubchenko LO (1975) Failure of association of premature rupture of the membranes with respiratory distress syndrome. N Engl J Med 292:1253

94. Karotkin EH, Cashore WJ, Kido M, Redding RA, Douglas W, Stern L (1975) Pharmacological induction and inhibition of lung maturation in fetal rabbits. Pediatr Res 2:397

95. Karotkin EH, Kido M, Cashore WJ, Redding RA, Douglas WJ, Stern L (1976) Acceleration of fetal lung maturation by aminophyllin in pregnant rabbits. Pediatr Res 10:722

96. Karotkin EH, Kido M, Redding R, Cashore WJ, Douglas W, Stern L, Oh W (1976) The inhibition of pulmonary maturation in fetal rabbit by maternal treatment with phenobarbital. Am J Obstet Gynecol 124:529

97. Koppe JG, Smolders-de Haas H, Kloosterman GJ (1977) Effects of glucocorticoids during pregnancy on the outcome of the children directly after birth and in the long run. Eur J Obstet Gynaecol Reprod Biol 7/5:293

98. Kotas RV, Kling OR, Block MF, Soodsma JF, Harlow RD, Crosby WM (1978) Response of immature baboon fetal lung to intra-amniotic betamethasone. Am J Obstet Gynecol 130:712

99. Krieglsteiner P, Lohninger A, Münnich W, Neiss A, Blümel G (1978) Pharmakologische Beeinflussung der fetalen Phospholipidsynthese. Teil I: Effekt von Betamethason und Bromhexine-Metabolit VIII. Z Geburtshilfe Perinatol 182:16

100. Kubli F, Lorenz U, Rüttgers H (1974) Fruchtwasseruntersuchung zur intrauterinen Reifegradbestimmung. Gynaekol Rundsch [Suppl 1] 14:10

101. Kuhnert PM, Erhard P, Kuhnert BR, Sokol RJ, Gross TL (1979) A modified lecithin/sphingomyelin ratio test for fetal maturity. Am J Obstet Gynecol 135:331

102. Kulovich M, Gluck L (1979) The lung profile. II. Complicated pregnancy. Am J Obstet Gynecol 135:64

103. Kulovich M, Hallman MB, Gluck L (1979) The lung profile. I. Normal pregnancy. Am J Obstet Gynecol 135:57

104. Lemons JA, Jaffe RB (1973) Amniotic fluid lecithin/sphingomyelin ratio in the diagnosis of hyaline membrane disease. Am J Obstet Gynecol 115:233

105. Liggins GC (1969) Premature delivery of foetal lambs infused with glucocorticoids. J Endocrinol 45:515

106. Liggins GC, Howie RN (1972) A controlled trial of antepartum glucocorticoid treatment for prevention of the respiratory distress syndrome in premature infants. Pediatrics 50:515

107. Lipshaw LA, Weinberg JH, Sherman AI, Foa PP (1973) A rapid method for measuring the lecithin-sphingomyelin ratio in amniotic fluid. Obstet Gynecol 42:93

108. Lohninger A, Krieglsteiner P, Riedl W, Erhardt W, Blümel G (1978) Pharmakologische Beeinflussung der fetalen Phospholipidsynthese. Teil II: Carnitin – ein neuer Weg der Atemnotsyndromprophylaxe? Z Geburtshilfe Perinatal 182:29

109. Lorenz U, Rüttgers H, Fux G, Kubli F (1974) Fetal pulmonary surfactant induction by bromhexine metabolite VIII. Am J Obstet Gynecol 119:1126

110. Lorenz U, Rüttgers H, Fromme M, Kubli F (1975) Significance of amniotic fluid phospholipid determination for the prediction of neonatal RDS. Z Geburtshilfe Perinatol 179:101

111. Lorenz U, Rüttgers H, Waas W, Haeffner EW, Kubli F (1975) Lezithin-Fettsäuremuster im Fruchtwasser vor und nach Surfactant-Induktion mit Bromhexine-Metabolit VIII. In: Dudenhausen JW, Saling E (Hrsg) Perinatale Medizin, Bd VI. Thieme, Stuttgart

112. Lorenz U, Rüttgers H, Wille L, Kubli F (1978) Klinische Doppelblindstudie zur Frage der antepartalen Lungenreifung mit Ambroxol. Atemwegs Lungenerkrank 1:30

113. Lorenz U, Rüttgers H, Kreml D, Kubli F (1981) Estimation of fetal lung maturity by means of two-dimensional thin layer chromatography and microviscosimetry of the amniotic fluid. Prog Respir Res 15:168

114. Lowensohn RJ, Gabbe SG (1979) The value of lecithin/sphingomyelin ratios in diabetes: A critical review. Am J Obstet Gynecol 134:702

115. Macklin CC (1954) The pulmonary alveolar mucoid film and the pneumocytes. Lancet I: 1099

116. Mallikarjuneswara V (1975) Lecithin-sphingomyelin ratio. in amniotic fluid as assessed by a modified thin-layer chromatographic method in which a commercial precoated plate is used. Clin Chem 21:261

117. Mashiach S, Barkai G, Sack J, Stern E, Goldman B, Brish M, Serr DM (1978) Enhancement of fetal lung maturity by intra-amniotic administration of thyroid hormone. Am J Obstet Gynecol 130:240

118. Mashiach S, Barkai G, Sack J, Stern E, Brish M, Goldman B, Serr DM (1979) The effect of intraamniotic thyroxine administration on fetal lung maturity in man. J Perinat Med 7:161

119. Masson D, Diedrich K, Rehm G, Stefan M, Schultze-Mosgau H (1977) Die Messung der Oberflächenspannung im Fruchtwasser als einfache Methode zur Bestimmung der fetalen Lungenreife. Geburtshilfe Frauenheilkd 37:57

120. Mead PB (1980) Management of the patient with premature rupture of the membranes. Clin Perinatol 7:243

121. Moltz A, Pomerance W, Wechsler R (1972) Multiple amniotic fluid assays to predict the spontaneous onset of labor. Obstet Gynecol 39:107

122. Morgan TE (1971) Biosynthesis of pulmonary surface-active lipid. Arch Intern Med 127:401

123. Morley JE, Bashore RA, Reed A, Carlson HE, Hershman JM (1979) Thyrotropin-releasing hormone and thyroid hormones in amniotic fluid. Am J Obstet Gynecol 134:518

124. Morrison JC, Whybrew WD, Bucovaz ET, Wiser WL, Fish SA (1977) Amniotic fluid tests for fetal maturity in normal and abnormal pregnancies. Obstet Gynecol 49:20

125. Morrison JC, Whybrew WD, Bucovaz ET, Schneider JM (1978) Injection of corticosteroids into mother to prevent neonatal respiratory distress syndrome. Am J Obstet Gynecol 131:358

126. Motoyama EK, Namba Y, Rooney SA (1976) Phosphatidylcholine content and fatty acid composition of tracheal and gastric liquids from premature and full-term newborn infants. Clin Chim Acta 70:449

127. Müller-Tyl E, Lempert J, Steinbereithner K, Benzer H (1975) Surface properties of the amniotic fluid in normal pregnancy. Am J Obstet Gynecol 122:295

128. Mukherjee TK, Glass LL, Auerbach J, Evans HE (1974) Amniotic fluid shake test versus lecithin/sphingomyelin ratio in the antenatal prediction of respiratory distress syndrome. Am J Obstet Gynecol 119:648

129. Myers JL, Harrell MJP, Hill FL (1975) Fetal maturity: biochemical analysis of amniotic fluid. Am J Obstet Gynecol 121:961

130. Naeye RL, Harcke HT, Blanc WA (1971) Adrenal gland structure and hyaline membrane disease. Pediatrics 47:650

131. Nakamura J, Roux JF, Brown EG, Sweet AY (1972) Total lipids and the lecithin-sphingomyelin ratio of amniotic fluid: an antenatal test of lung immaturity? Am J Obstet Gynecol 113:363

132. Neergard K von (1929) Neue Auffassungen über einen Grundbegriff der Atemmechanik. Die Retraktionskraft der Lunge abhängig von der Oberflächenspannung in den Alveolen. Z Ges Exp Med 66:373

133. Nelson GH (1972) Relationship between amniotic fluid lecithin concentration and respiratory distress syndrome. Am J Obstet Gynecol 112:827

134. Nelson GH (1975) Risk of respiratory distress syndrome as determined by amniotic fluid lecithin concentration. Am J Obstet Gynecol 121:753

135. Nelson GH, Lawson SW (1973) Determination of amniotic fluid total phospholipid phosphorus as a test for fetal lung maturity. Am J Obstet Gynecol 115:933

136. Obladen M (1977) Tracheale Phospholipid-Zusammensetzung und Atemnotsyndrom des Neugeborenen. Habilitationsschrift, Universität Heidelberg

137. Ohrlander S, Gennser G, Eneroth P (1976) Plasma cortisol levels in human fetus during parturition. Obstet Gynecol 48:381

138. Ohrlander S, Gennser G, Batra S, Lebech P (1977) Effect of betamethasone administration on estrone, estradiol-17β, and progesterone in maternal plasma and amniotic fluid. Obstet Gynecol 49:148

139. Oulton M (1979) The role of centrifugation in the measurement of surfactant in amniotic fluid. Am J Obstet Gynecol 135:337

140. Pardi G, Marini A (1974) Fetal lung maturation in toxaemia and oestrogen therapy in management of respiratory distress syndrome. Lancet I:1453

141. Pardi G, Benzi G, Colombo F, Pifarotti G, Marini A, Vegni C, Fumagalli E (1977) Prenatal prevention of respiratory distress syndrome. In: Bompiani A, Cosmi EV, Fischetti B, Gasparri F, Romanini C (eds) Recent advances on betamimetic drugs in obstetrics (International Symposium, Roma 1975). Società Editice Universo, Rom

142. Parkinson CE, Harvey DR (1974) Amniotic fluid contamination and surfactant measurement. J Perinat Med 1:140

143. Pattle RE (1955) Properties, function and origin of the alveolar lining layer. Nature 175:1125

144. Petten GR van, Bridges R (1979) The effects of prolactin on pulmonary maturation in the fetal rabbit. Am J Obstet Gynecol 134:711
145. Pfleger RC, Thomas HG (1971) Beagle dog pulmonary surfactant lipids. Arch Intern Med 127:863
146. Pfleger RC, Henderson RL, Waide J (1972) Phosphatidylglycerol – a major component of pulmonary surfactant. Chem Phys Lipids 9:51
147. Plotz EJ, Schander K (1977) Der vorzeitige Blasensprung. Geburtshilfe Frauenheilkd 37:997
148. Quirk JG, Raker RK, Petrie RH, Williams AM (1979) The role of glucocorticoids, unstressful labor, and atraumatic delivery in the prevention of respiratory distress syndrome. Am J Obstet Gynecol 134:768
149. Rauchfuß R, Widmaier G (1971) Zur Bestimmung der fetalen Reife mit Hilfe der Fruchtwasserzytologie. Zentralbl Gynaekol 93:745
150. Reynolds EOR (1978) Neonatal intensive care and the prevention of major handicap. In: Major mental handicap: Methods and costs of prevention. Ciba Foundation Symposium 59 (new series). Elsevier, Amsterdam
151. Roopnarinesingh S (1970) Amniotic fluid creatinine in normal and abnormal pregnancies. J Obstet Gynaecol Br 77:785
152. Rothbard MJ, De Jesus K (1974) The foam test as a prognostic indicator of fetal pulmonary surfactant. Am J Obstet Gynecol 119:924
153. Roux JF, Nakamura J, Brown E (1973) Assessment of fetal maturation by the foam test. Am J Obstet Gynecol 117:280
154. Roux JF, Nakamura J, Frosolono M (1974) Fatty acid composition and concentration of lecithin in the acetone fraction of amniotic fluid phospholipids (I). Am J Obstet Gynecol 119:838
155. Rüttgers H, Lorenz U, Schüz W, Winkler J, Kubli F (1974) Vergleich von physikalischen und biochemischen Methoden zur antepartalen Reifediagnostik der fetalen Lunge aus dem Fruchtwasser. In: Dudenhausen JW, Saling E (Hrsg) Perinatale Medizin, Bd V. Thieme, Stuttgart
156. Rüttgers H, Lorenz U, Leucht W, Winkler J (1975) Lezithin-Bestimmung aus dem Fruchtwasser durch Messung der Oberflächenaktivität. In: Dudenhausen JW, Saling E (Hrsg) Perinatale Medizin, Bd VI. Thieme, Stuttgart
157. Rüttgers H, Zaloumis M, Lorenz U, Arabin B, Kubli F (im Druck) 7 Jahre Tokolyse an der Univ.-Frauenklinik Heidelberg. 3. Symposium über Betamimetika in der Geburtshilfe und Perinatologie, Aachen, 8.–9. 11. 1980. Thieme, Stuttgart
158. Russell PT, Miller WJ, McLain CR (1974) Palmitic acid content of amniotic fluid lecithin as an index to fetal lung maturity. Clin Chem 20:1431
159. Salle B, Fargier P, Gagnaire JC, Bremond A, Magnin P (1975) La prévention de la maladie des membranes hyalines. Lyon Médical 233:509
160. Scarpelli EM (1967) The lung, tracheal fluid, and lipid metabolism of the fetus. Pediatrics 40:591
161. Scarpelli EM (1968) Lung surfactant dynamic properties, metabolic pathways, and possible significance in the pathogenesis of the respiratory distress syndrome. Bull NY Acad Med 44:431
162. Scarpelli EM (1968) The surfactant system of the lung. Lea & Febiger, Philadelphia
163. Scarpelli E, Auld PAM (1975) Pulmonary physiology of the fetus, newborn and child. Lea & Febiger, Philadelphia
164. Schaffer JA, Avery ME (1977) Diseases of the newborn, 4th edn, S. 134–144. Saunders, Philadelphia
165. Schirar A, Vielh JP, Alcindor LG, Gautray JP (1975) Amniotic fluid phospholipids and fatty acids in normal pregnancies. Am J Obstet Gynecol 121:653

166. Schlueter MA, Phibbs RH, Creasy RK, Clements JA, Tooley WH (1979) Antenatal prediction of graduated risk of hyaline membrane disease by amniotic fluid foam test for surfactant. Am J Obstet Gynecol 134:761

167. Schulman JD, Queenan JT, Scarpelli EM (1972) Lecithin/sphingomyelin ratio in amniotic fluid relation to neonatal condition and gestational age. Obstet Gynecol 40:697

168. Schwenzel W, Jung H (1975) Pränatale Behandlungsmethoden zur Vermeidung eines Atemnotsyndroms bei frühgeborenen Kindern. Gynäkologe 8:198

169. Schwenzel W, Jung H, Lahmann H, Etzrodt A, Sticherling C, Korz K, Liedtke B (1975) Erste Erfahrungen mit der praenatalen Beeinflussung der kindlichen Lungenreife durch Betamethason. Z Geburtshilfe Perinatol 179:45

170. Seppälä M, Ruoslahti (1972) Alpha-fetoprotein in amniotic fluid: an index of gestational age. Am J Obstet Gynecol 114:595

171. Sgoutas D, Jones R (1974) Quantitation of the lecithin/sphingomyelin ratio in amniotic fluid by a simple charring method. Am J Obstet Gynecol 119:929

172. Shelley A, Kovacevic M, Paciga E, Balis JU (1979) Sequential changes of surfactant phosphatidylcholine in hyaline membrane disease of the newborn. N Engl J Med 300:112

173. Shinitzky M, Goldfisher A, Bruck A, Goldman B, Stern E, Barakai G, Mashiach S, Serr DM (1976) A new method for assessment of fetal lung maturity. Br J Obstet Gynaecol 83:838

174. Siebert W, Meitinger C (1975) Prophylaxe des Atemnotsyndroms mit Betamethason. Geburtshilfe Frauenheilkd 35:130

175. Singh EJ, Zuspan FP (1973) Amniotic fluid lipids in normal human pregnancy. Am J Obstet Gynecol 117:919

176. Singh EJ, Mejia A, Zuspan FP (1974) Studies of human amniotic phospholipids in normal, diabetic, and drug-abuse pregnancy. Am J Obstet Gynecol 119:623

177. Skjaeraasen J (1979) Amniotic fluid phospholipid concentrations in pregnancies with preeclampsia and/or intrauterine growth-retardation of the fetus. Acta Obstet Gynecol Scand 58:191

178. Skjaeraasen J, Maltau JM (1977) Evaluation of fetal maturity by amniotic fluid creatinine concentrations and lecithin/sphingomyelin ratio. Acta Obstet Gynecol Scand 56:179

179. Spellacy WN, Buhi WC (1972) Amniotic fluid lecithin/sphingomyelin ratio as an index of fetal maturity. Obstet Gynecol 39:852

180. Spellacy WN, Buhi WC, Rigall FC, Holsinger KL (1973) Human amniotic fluid lecithin/sphingomyelin ratio changes with estrogen or glucocorticoid treatment. Am J Obstet Gynecol 115:216

181. Spellacy WN, Buhi WC, Cruz AC, Gelman SR, Kellner KR, Birk SA (1979) Assessment of fetal lung maturity: a comparison of the lecithin/sphingomyelin ratio and the tests of optical density at 400 and 650 nm. Am J Obstet Gynecol 134:528

182. Sproule WB, Greene ME, Whitfield CR (1974) Amniotic fluid bubble stability test as a screening procedure for predicting the risk of neonatal respiratory distress. Am J Obstet Gynecol 119:653

183. Stubbs WA, Stubbs SM (1978) Hyperinsulinism, diabetes mellitus and respiratory distress of the newborn: a common link? Lancet II:308

184. Sutcliffe RG, Brock DJH, Robertson JG, Scrimgeour JB, Monaghan JM (1972) Enzymes in amniotic fluid: a study of specific activity patterns during pregnancy. J Obstet Gynaecol Br 79:895

185. Tan SY, Gewolb JH, Hobbins JC (1976) Unconjugated cortisol in human amniotic fluid: relationship to lecithin/sphingomyelin ratio. J Clin Endocrinol Metab 43:412

186. Tchobroutsky C, Amiel-Tison C, Cedard L, Eschwege E, Rouvillois JL, Tchobroutsky G (1979) Die L/S-Ratio bei 132 insulinabhängigen diabetischen Schwangerschaften. Gynaekol Rundsch 19:39
187. Thibeault DW, Emmanouilides GC (1977) Prolonged rupture of fetal membranes and decreased frequency of respiratory distress syndrome and patent ductus arterious in preterm infants. Am J Obstet Gynecol 129:43
188. Thornfeldt RE, Franklin RW, Pickering NA, Thornfeldt CR (1978) The effect of glucocorticoids on the maturation of premature lung membranes. Preventing the respiratory distress syndrome by glucocorticoids. Am J Obstet Gynecol 131:143
189. Tierney DF, Clements JA, Trahan HJ (1967) Rates of replacement of lecithins and alveolar instability in rat lungs. Am J Physiol 213:671
190. Torday J, Carson L, Lawson EE (1979) Saturated phosphatidylcholine in amniotic fluid and prediction of the respiratory distress syndrome. N Engl J Med 301:1013
191. Tsao FHC, Zachman RD (1977) Phosphatidylcholine – lysophosphatidylcholine cycle pathway enzymes in rabbit lung. I. Subcellular localization and properties. Pediatr Res 11:849
192. Tsao FHC, Zachman RD (1977) Phosphatidylcholine – lysophosphatidylcholine cycle pathway enzymes in rabbit lung. II. Marked differences in the effect of gestational age on activity compared to the CDP-choline pathway. Pediatr Res 11:858
193. Tudehope DJ, Sinclair JC (1977) Birth weight, gestational age, and neonatal risk. In: Behrman RE (ed) Neonatal – Perinatal Medicine. Diseases of the fetus and the infant, 2nd edn. Mosby, St. Louis
194. Wagstaff TI, Bromham DR (1973) A comparison between the lecithinsphingomyelin ratio and the „shake test" for the estimation of surfactant in amniotic fluid. J Obstet Gynaecol Br 80:412
195. Warren C, Holton JB, Allen JT (1974) Assessment of fetal lung maturity by estimation of amniotic fluid palmitic acid. Br Med J I:94
196. Whitfield CR, Chan WH, Sproule WB, Stewart AD (1972) Amniotic fluid lecithin/sphingomyelin ratio and fetal lung development. Br Med J I:85
197. Whittle MJ, Wilson AJ, Whitfield CR, Paton RD, Logan RW (1981) Amniotic fluid phospholipid profile determined by two-dimensional thin layer chromatography as index of fetal lung maturation. Br Med J 282:428
198. Wigglesworth JS (1980) Artificial surfactant therapy of hyaline membrane disease. Arch Dis Child 55:753
199. Wolff F, Meier U, Bolte A (1979) Untersuchungen zum Pathomechanismus schwerer kardiopulmonaler Komplikationen unter tokolytischer Behandlung mit β-adrenergen Substanzen und Betamethason. Z Geburtshilfe Perinatol 183:343
200. Young SL, Tierney DF (1972) Dipalmitoyl lecithin secretion and metabolism by the rat lung. Am J Physiol 222:1539

Sachverzeichnis

Die kursiven Seitenzahlen weisen auf den Hauptbehandlungsort des betreffenden Stichworts hin

Proteins and Steroids in Early Pregnancy

Editors: H. M. Beier, P. Karlson
With the collaboration of numerous experts

1981. Approx. 134 figures, approx. 34 tables.
Approx. 316 pages
Cloth DM 82,–
ISBN 3-540-10457-7

Contents: Proteins and Steroids in Early Pregnancy: General Considerations. – Ultrastructure of Trophoblast-Epithelium Relations During Implantation. – Hormonal Control of Decidualization. – Ultrastructural Observations on Luteal Cells and Interstitial Gland Cells During Pseudopregnancy. – Uteroglobin and Other Endometrial Proteins: Biochemistry and Biological Significance in Beginning Pregnancy. – Localization of Uteroglobin in the Oviductal, Uterine and Preimplantation Blastocyst Cells. – Uteroglobin as a Sensitive Indicator for the Biological Activity of Progestogens. – Degeneration of Blastocysts by Prefertilization Progesterone Treatment: Effect on Endometrium and Uteroglobin Secretion. – Preliminary Evidence for the Existence of Human Uteroglobin. – Studies on Uteroglobin messenger RNA. – Structure and Binding Properties of Uteroglobin. – Steroid Binding to Uteroglobin. – Steroid Receptors in the Genital Tract and Monitoring of Steroid Hormone Action. – The Synthesis of Steroids and Proteins in the Pig Blastocyst. – Steroid Hormones in Blastocyst Tissue, Uterine Flushings and Endometrium of Pig, Sheep and Cow. – Proteases of the Blastocyst and of Uterus. – Embryo-Associated Plasminogen Activator Prior to and During Implantation. – Post-Fertilization Activation of Stored, Maternal mRNA. – The Control of Blastocyst Activity. – Cellular and Molecular Aspects of Decidualization and Implantation. – Pharmacological Aspects of Early Pregnancy. – Antifertility effect of a long-acting progestin (3-cyclopentyl propionate of megestrol acetate): Prematurity of the Endometrium and Accompanying Changes of Uteroglobin and Progesterone in Uterine Fluid.

Proteins and Steroids in Early Pregnancy contains contributions of an international group of reproductive biologists, anatomists, endocrinelogists, and biochemists on the complex mechanisms of embryonic and maternal control functions involved in the successful establishment of mammalian pregnancy. The topics in this book present an excellent review of the decisive events and componants that regulate the beginning of mammalian life. The present compilation of research data may stimulate the designs for new experiments to provide inside into the molecular biology of protein-steroid interactions as well as the control of gene expression.
In addition to numerous chapters on detailed and representative studies from basic research in reproductive physiology various clinical implications are worked out in this book.

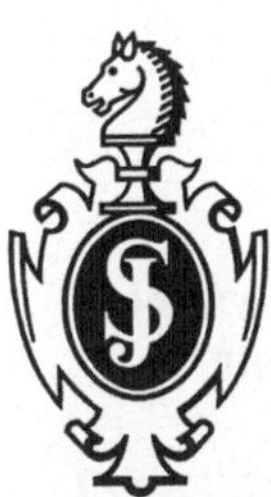

Springer-Verlag
Berlin
Heidelberg
New York